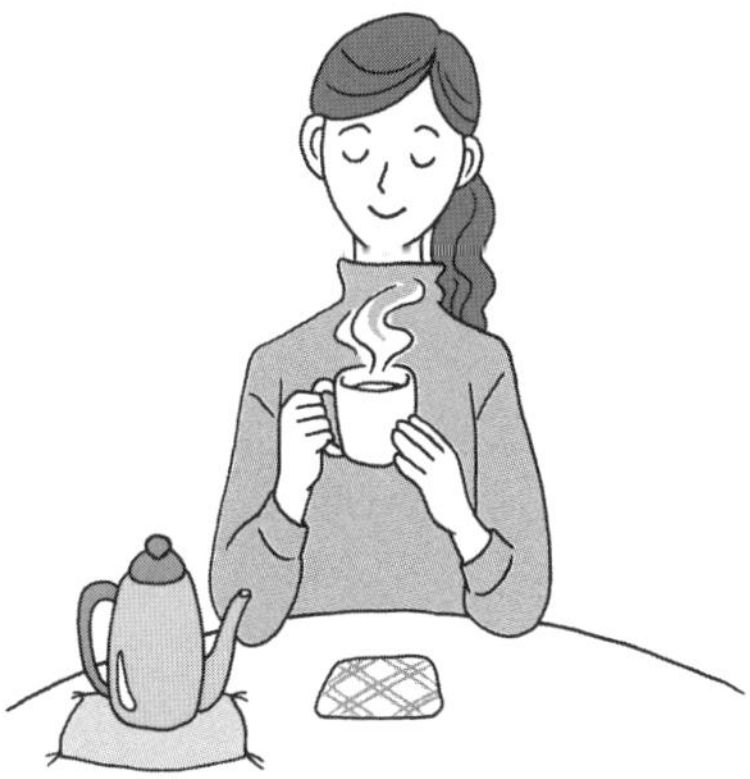

冷えとりの専門医が教える

病気を防ぐ カラダの温め方

監修
東京有明医療大学保健医療学部鍼灸学科 教授
川嶋 朗

日東書院

はじめに

あなたは最近、手足が冷えていると感じていませんか？　疲れやすくなっていませんか？　また、頭痛や腰痛に悩まされたり、なんだか体がすっきりしない…などと感じていませんか？　実はこうした体の不調は、「冷え」からきている可能性が大いにあります。

昨今、女性・男性を問わず、冷えている人は本当に増えています。つらい冷えの症状ですが、けっして生まれ持った体質などではありません。冷えは、今のあなたの体の状態から発せられるＳＯＳ。そのことを、まずは認識してほしいと思います。

私は「統合医療」に従事する医者として、冷えがつらいと訴える多くの患者さんをこれまで診てきました。その立場であえて申し上げるのですが、冷えそのものの症状は、そんなに問題ではありません。ただし、その言葉の裏には、「怖いのは、冷えの先にあるもの」という意味が隠されています。つまり、冷えは重大な病気のサインであることが多々あるのです。

間違った生活習慣を続けると体が冷え、冷えが重大な病気を誘発します。体が負のスパイラルに陥り、やがて深刻な病気へと進行してしまうリスクがあります。一刻も早く、こうしたスパイラルは断ち切るべき。体を効果的に温め、冷えを克服することは、重大な病気のリスクを遠ざけるために必須のものであることを、ぜひご理解いただきたいと思います。

けっして、「たかが冷え」ではありません。体調不良を訴える人は、かなりの確率で冷えているという事実も見逃せません。だから、冷えをもっと怖れるべきなのです。そして、冷えの原因や背景をしっかりと理解し、あなた自身の体を、あなた自身で守ってください。

冷えは日常生活を改善することで、十分に克服できるものです。体を温める方法は、それほど難しいことではありません。「冷やさず、温める」、そして、体が「気持ちいい」と感じることをしていけばいいだけなのです。

本書では、体を冷やさないためのノウハウとして、普段からの「温活」のコツや、効果的に体を温めることができる具体的なメソッドを紹介していきます。冷えの怖さを改めて自覚していただき、本書に記した「カラダの温め方」を実践することで、病気を寄せつけない健康な人生を、ぜひ過ごしていただきたいと思います。

東京有明医療大学保健医療学部鍼灸学科　教授
川嶋　朗

もくじ

第3章 温活で感染症を予防する ～冷えとり力で免疫力アップ！～

第4章 さあ、冷えを退治しよう！ ～毎日できるカンタン温活術～

序章

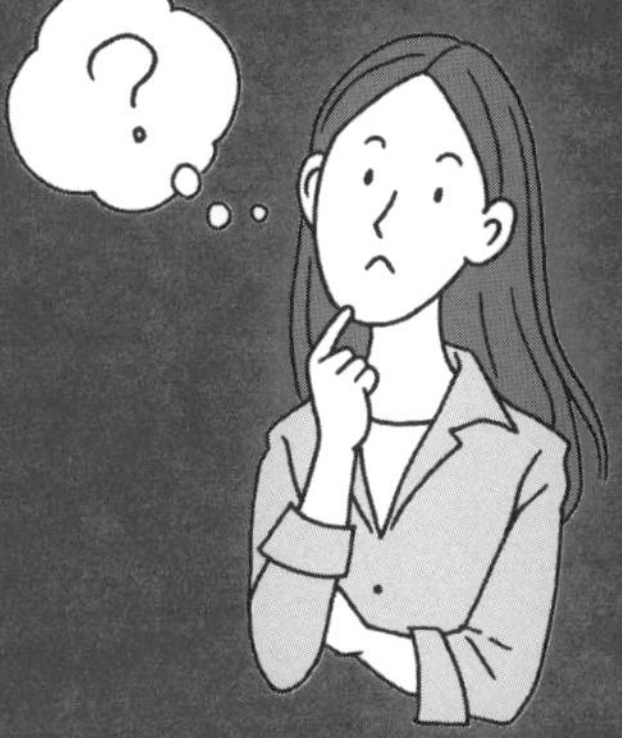

冷えの正体を知ろう

体温はあなたの体の声

なんだか体調がかんばしくない…そんなふうに感じるとき、原因は「冷え」にあるのかもしれません。暮らしが便利になった現代だからこそ、増え続ける冷え。その正体は、いったい何でしょうか。

健康な人の体温は？

人間の体の温度を「体温」といいます。健康な人の体温は、**体の中の温度よりも少し低い36・5〜37度**ぐらいに保たれていて、体内の中心にいくほど体温は高くなりますが42度を超えないようになっています。また暑さや寒さにかかわらずほぼ一定に保たれています。

私たちの**体温を保っているのが血液循環**です。血液は酸素や栄養を運びますが、筋肉や内臓で作られた「熱」を全身に届けて体温を維持する役割もあるのです。反対に、暑いときには血管を拡張させ、皮膚を通る血液の量を増やして皮膚から熱を放出。体温が上がり過ぎないように調節しています。

体温が維持されることで**体の中で働く「酵素」の作用**が高まります。体内で行われる様々な代謝に必要な酵素は、私たちの体に欠かせません。その酵素が人間の体内で活動しやすい温度は、おおよそ37〜38度だと言われています。健康のためには体の中をこの温度に保つことが大切です。

◉体温はあなたの体の声

体温を測れば様々なことが見えてきます。体温は体の不調を私たちに伝えてくれる「声」だといえるでしょう。

体温を測れば「平熱」なのか「発熱」しているのかが分かります。体内にウイルスや細菌が侵入し、血液中の白血球が迎え撃つときに**防御反応として体温は上昇**します。これが「発熱」です。発熱することでウイルスや細菌の増殖を抑える効果があります。また、体のどこかに炎症が起きて発熱することも。発熱すると体力を消耗するので、十分に休養することが大事。**脱水症状を防ぐために水分補給**も行います。

発熱の目安は人によって異なります。感染症法では37・5度以上が発熱とされますが、平熱より明らかに高ければ発熱だといえるでしょう。平熱が低い人は37度でもつらい場合があります。不調や病気に早く気づくためにも**体温を測る習慣**をつけましょう。普段から**体温を36・5〜37度に保つようにすることで、免疫力が維持**されて健康でいられます。反対に、体温が35度台の人は体温を上げることが必要です。

◉体温の基礎知識

体温には個人差があります。**同じ人でも1日の時間帯によって変動**が認められています。覚醒時の体温は早朝が最も低く、起き出して活動を始めると徐々に上昇して夕方が一番高くなります。運動、食事のときや女性ホルモンの周期、感情の変化などによっても体温が変化することが分かっています。

年齢によっても体温は変わります。子どもは体の中でたくさんの熱を作り出しますが、まだ体温調節の機能がうまく働きません。そのため、熱の放散が十分に行えずに体温が高い傾向があります。10歳ぐらいになると成人と同じような体温になると言われています。

一方、65歳以上になると50歳以下の人よりも**体温が0・2度以上低く**なっています。その原因ははっきりしていませんが、**加齢に伴って運動機能や生理機能が衰えるため、体温を調節する機能も低下する**のではないかと考えられています。年を取ることで体温が変わっている場合があるので、一度、平熱を確認しておくといいでしょう。

体温はあなたの体の声！

体温を測る習慣をつけよう！

あなたの平熱は何度ですか？自分の平熱を知っておくことは、自分の「冷え」の基準を知ることですからとても重要。そして体温は、1日活動していく中で時間によって異なります。
自分の平熱の測り方として、起床時、午前、午後、夜の計4回体温を測り、この体温値を時間帯ごとの平熱として覚えておくといいでしょう。

体の内部のおよその温度分布と
検温に必要な時間の目安

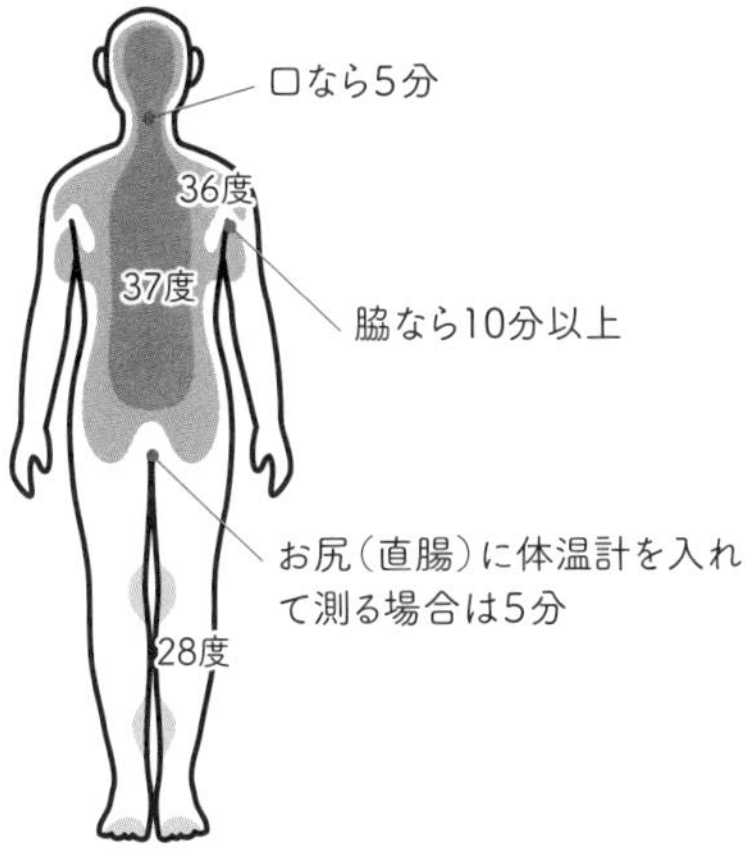
口なら5分
36度
37度
脇なら10分以上
お尻（直腸）に体温計を入れて測る場合は5分
28度

体温っていろいろ!?

1日の体温	早朝から体温は上昇し始め、昼頃から夕方まで高く維持された後、夜になって下がり始めます。
高齢者は高い？	加齢に伴って体温は下がります。高齢者の体温は若い人より約0.2度低いとされています。
大人と子どもの違いは？	子どものほうが体温は高く、特に乳幼児の体温は大人よりも0.5度高めといわれます。
欧米人は高い？	白人系欧米人の平均体温のほうが、日本人よりも高めという説が一般的です。

冷えってナニ？

寒い時期に衣服を重ね着していても、「手足が冷たい」「歩行時に足がしびれる」と感じる人がいます。これは外気が冷たいせいではなく、**もともと体が冷えているから**です。体が冷えている人は気温の高低に関係なく、夏場の暑い時期でも手足が冷えています。季節を問わず手足が冷たく感じるのは〝体が冷えている〟証拠です。

私たちの体は、寒さを皮膚で感じ取ると熱を作り出し、体温を一定に保つ調整機能があります。その指令を出しているのが脳にある**視床下部**（**自律神経**）。寒いと感じたときは血管を収縮させて寒さを防ぎ、暑いときは血管を広げて汗をかいて熱を逃します。この保**温調整がうまく働かなくなる**ことで「冷え」につながるのです。

「冷え」は女性特有の症状のように思われがちですが、冷えている男性は意外に多く、誰にでも起こり得る症状だということを知っておきましょう。

◉冷えの原因とは？

全身の血流が悪くなると〝体が冷えている〟と感じます。この血流と深く関係しているのが「筋肉」。筋肉が増えれば基礎代謝が上がって「熱」を生み出します。「熱」は血流をスムーズにします。**血流によって「熱」が全身に届けられるので体温を上げる効果もあります。**

一方、不規則な生活を続けていたり、ストレスを感じていると、血流が悪くなり体は冷えてしまいます。それは不規則な生活やストレスが、**自律神経のバランスを崩してしまうからです。**

自律神経の働きの一つに**体温のコントロール**があります。私たちは自律神経の働きで、寒い時は体温が下がらないように熱を作り出し、暑い時は汗を分泌して熱を逃します。

また自律神経は、昼は**「交感神経」**、夜は**「副交感神経」**が優位になることで、心と体の状態を健康に保つ働きもあります。しかし、ストレスや緊張、興奮などから常に交感神経が優位になると、血管を収縮させて血流が悪くなり体温が下がってしまいます。自律神経のバランスを保つことが冷えから体を守ることになるのです。

◉冷えは体が発するSOS

冷えの症状が苦しくて、かかりつけ医に「一年中、手先や足先が冷えていてつらい」と訴える人がいます。医師は、体の冷えをあくまでも体調不良や不定愁訴として扱います。

それはどうしてかというと、西洋医学では「冷え」という概念がなく、**冷えを病気として扱わない**からです。しかし実際は、手足の冷えから歩行時の脚の痛みに移行したり、不眠や貧血などを併発したり、冷えが原因で体の不調が引き起こされています。

冷えの客観的指標が**「低体温」**です。

低体温とは**平熱が36度未満**のことを指し、様々な病気の誘発に関わっていることが分かってきました。低体温の人は平熱が35度台のため、自体が冷えていることに気が付きません（P20参照）。

「冷え」は病気を招く要因でもあります。「冷えは病気ではないから心配ない」と軽視するのではなく、**体が発するSOS**だということを自覚しましょう。

「冷え」ってナニ？ 冷え症の正体とは…

体温を調整するメカニズム

暑い時は血管が広がり、体表から熱を逃がすことによって体温を下げます。寒い時は血管を細く縮め、血液をあまり流さないことで皮膚表面の温度を低く保ち、体内の熱を外に逃がさないように調節をしています。

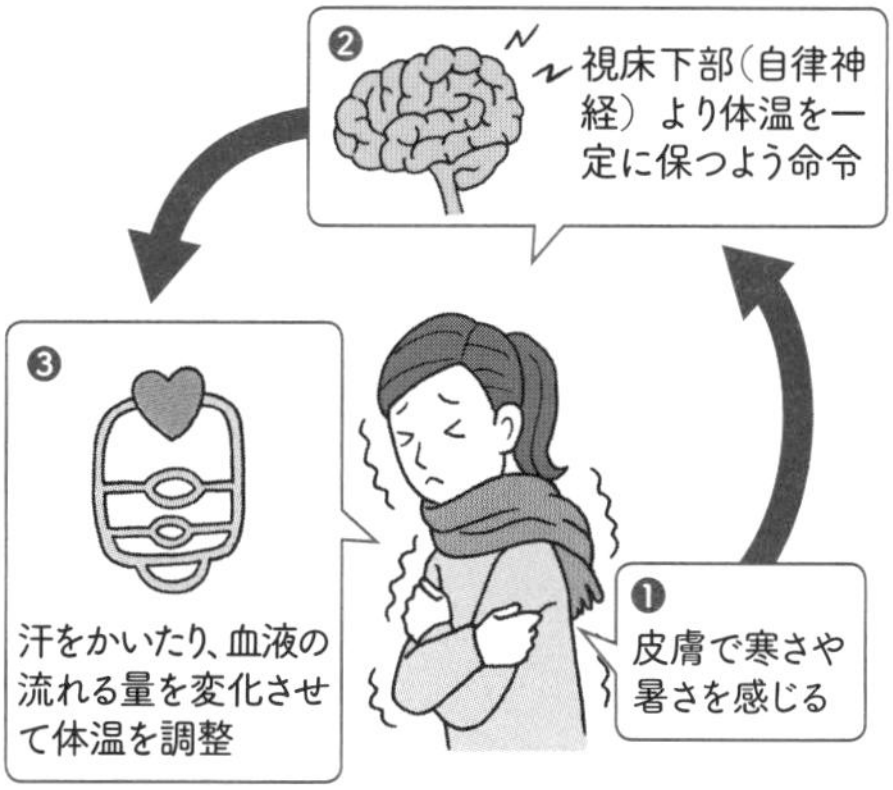
❷
視床下部（自律神経）より体温を一定に保つよう命令
❸
汗をかいたり、血液の流れる量を変化させて体温を調整
❶
皮膚で寒さや暑さを感じる

冷えの原因

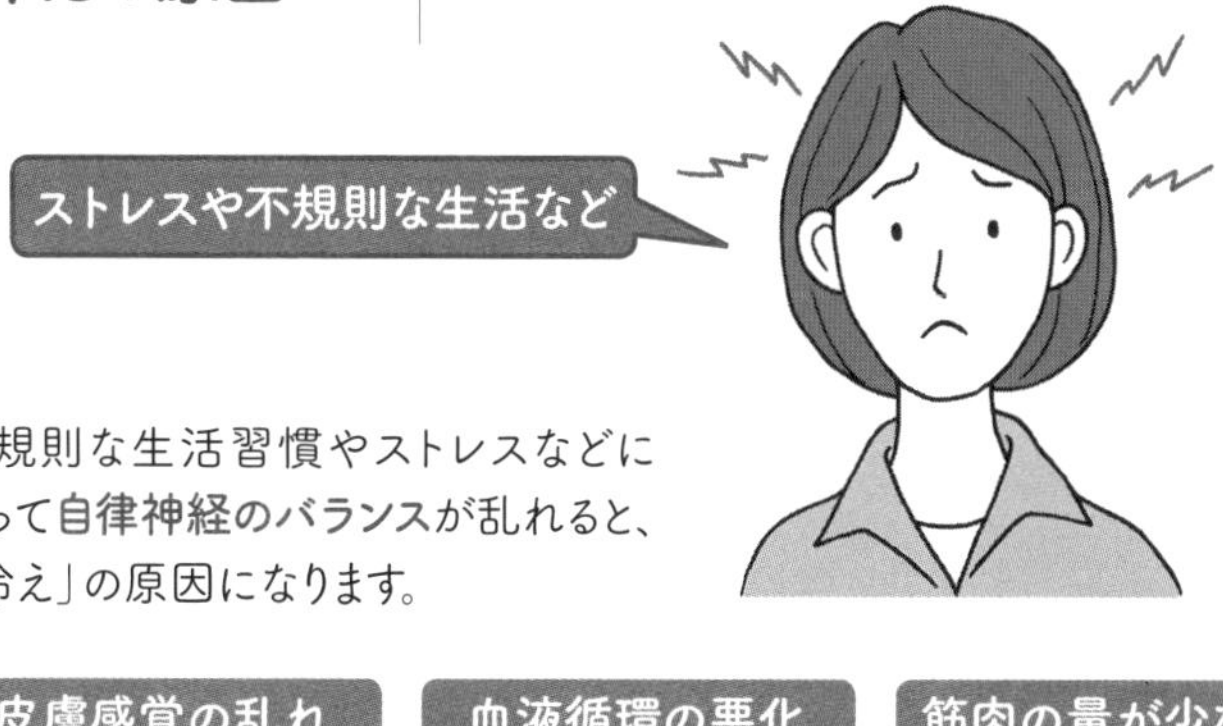
ストレスや不規則な生活など

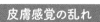

不規則な生活習慣やストレスなどによって**自律神経のバランス**が乱れると、「冷え」の原因になります。

皮膚感覚の乱れ

きつい下着などで体を締めつけたりすると血行が滞り、皮膚感覚が麻痺して冷えの原因に。

血液循環の悪化

貧血や低血圧などの疾患がある人は、血流が滞りがちで冷えの原因になることも。

筋肉の量が少ない

筋肉が少なく、熱を作れないことや血流量が少ないことも、冷えの原因のひとつ。

冷えは万病のもと

「冷え」のせいで病気になったのか、病気になったために体が冷えたのかは分かりませんが、**体や心の不調は、「冷え」と密接に関係している**のではないかと考えられます。

医師が糖尿病やがんなどの患者さんを診察するとき、患者さんのお腹をさわると手にヒヤッとした冷たさを感じることがあるといいます。手足が冷えているだけでなく、体の中心であるお腹まで冷えているということです。

東洋医学では、まだ病気ではないけれど放置すれば病気につながる状態を「**未病**」といいます。未病には原因不明の疲れ、痛みなどがあり、**「冷え」も未病の一つ**と捉えられています。

東洋医学は人それぞれが異なる体質や生活習慣を持ち、その延長上に病気があるという考え方をします。病気よりもその人の全体像を見て、どんな体質でどんな生活をしているのかを重視するのです。未病の状態である「冷え」には病気が隠れていて、放置することで**様々な病気を引き起こす要因**になると考えられています。

◉冷えの本当の恐ろしさ

冷えを感じたとき、体の中ではどのようなことが起こっているのでしょうか。

寒さを感じると体が緊張から固まって自然と肩に力が入りますが、体内では血液の熱を逃がさないように血管が収縮。そのため**血流が滞って手足が冷えてしまう**のです。

血流が悪くなれば体中に熱が運ばれにくくなり、体がさらに冷えるという悪循環に。**血液自体も冷えてドロドロ**になってしまいます。血液には脂肪が含まれていますが、脂肪は低い温度では固まる性質があります。冷蔵庫に入れておいた肉料理の脂が、白く固まっているのを見たことがあるでしょう。

血液が体を温められなくなることで、様々な不調や病気を引き起こすことがあります。**頭痛、下痢、肩こりなどの不調**や、**がん、うつ病などの病気が冷えと関係**していることも。それが冷えの恐ろしさなのです。

COLUMN 1

文明的な生活をしている人ほど体温が低い？

今から約60年前の日本人の平均体温は、36.89度前後だったというデータが残っています。現代の正確な平均体温の値は定かではないのですが、きっとこれよりも低いのは確かでしょう。そして、日本人の体温が下がってきてしまったのは、文明の発達が理由の一つであることも、おそらく確かだと思われます。夏をキンキンに冷やすクーラーや、ストレス過多による自律神経の乱れ…。高度な文明を手にした一方で、私たちは人間本来の体温を失ってしまったともいえるでしょう。

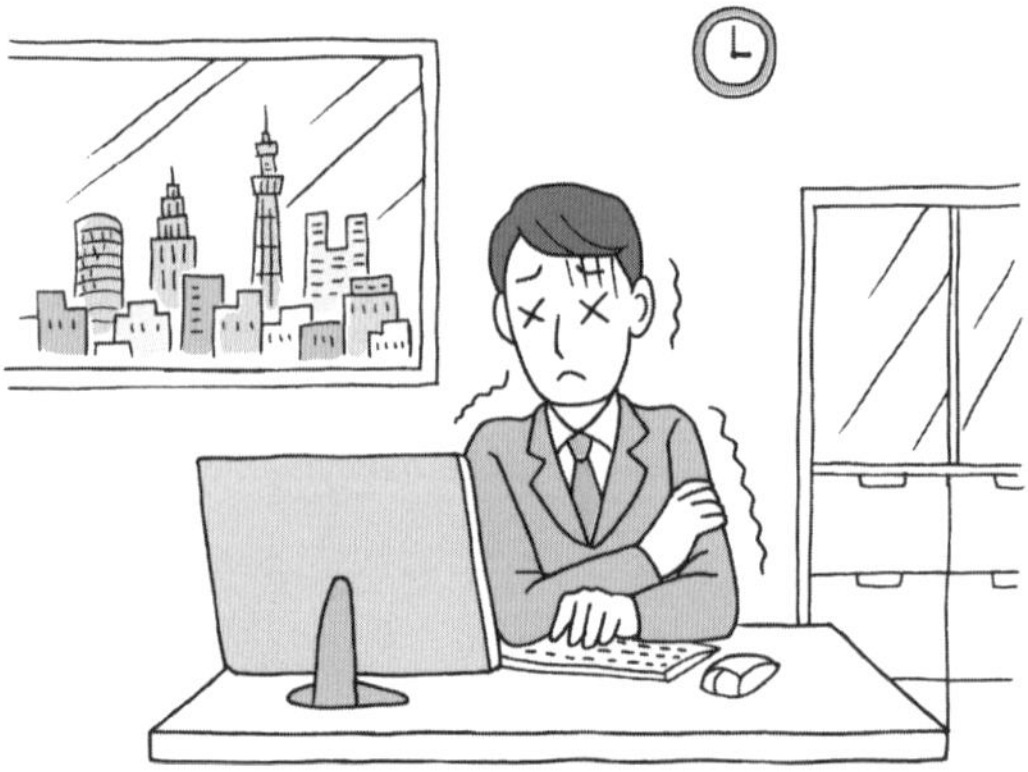

第1章

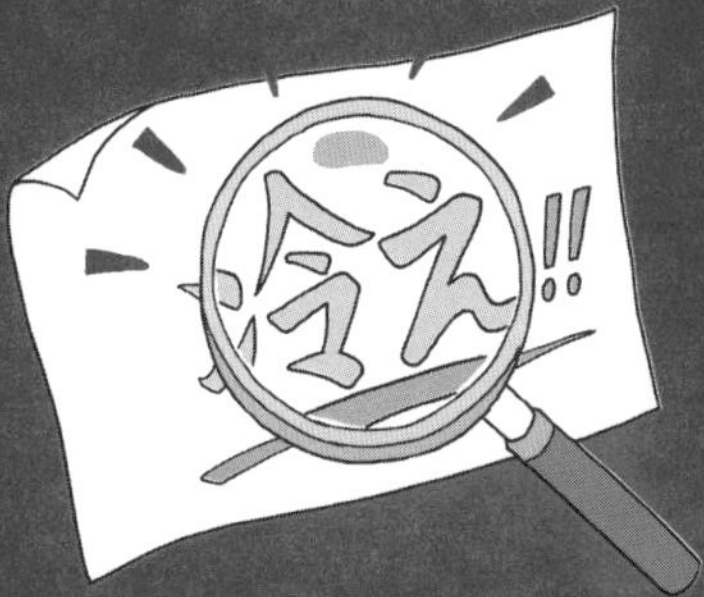

あなたの冷えを「見える化」する

実はあなたも冷えている!?

「冷え」は知らないうちに体を不調におとしいれていく厄介なもの。自分が冷えているかどうか、すぐに自覚できないため対処も遅れてしまいがちです。まずは自身の「冷え度」をしっかりチェックしましょう。

冷えを自覚する「セルフチェック」

序章でも体温のことに触れましたが、体温は「冷え」を見分けるための一つの目安になっています。平熱が36度未満の低体温の人は**「冷え症」**あるいは**「冷え体質」**だといえるでしょう。ただし、そういう人でも自分の〝体が冷えている〟ことを自覚していないケースがほとんどです。

いま、西洋医学には冷えを検査で判定する方法はありません。冷えかどうかを判断するために、左のセルフチェックを行ってみましょう。このチェックシートでは、冷えによって起こりやすいことを挙げています。**1つでも該当する項目がある場合は、自分の〝体が冷えている〟可能性**があります。

冷えが原因となって誘発される様々な体の不調は、冷えを予防、改善すれば症状が和らぎます。まず、自分の体が冷えているかどうかを知ることが大事です。

あなたの「冷え度」をセルフチェック!

自分の「冷え」を自覚することはとても大事。冷え症に代表される主なチェックポイントを挙げてみました。

- □ 手足が常に冷えていると感じる
- □ 便秘や下痢をしがち
- □ 朝起きた時に、お腹が冷たい
- □ 胃がもたれたり、痛むことがある
- □ 貧血ぎみである
- □ 上半身にたくさん汗をかく
- □ 体温が36度未満だ
- □ 低血圧である
- □ 夜、なかなか寝付けない
- □ 夏でも汗をかかない
- □ イライラしやすい
- □ しょっちゅう顔色が悪いと感じる
- □ 肩こりや頭痛がよく起きる
- □ 目の下にクマができやすい
- □ 朝起きるのがつらい
- □ 少し運動しただけで息切れする
- □ 午前中はやる気がでない
- □ 痔である
- □ 疲れやすく、寝ても疲れが取れない
- □ むくみやしびれがある

1つでも当てはまるものがあれば、
あなたの体は冷えている可能性があります。
冷え症の自覚がなくても、こうした症状を感じるなら
「冷え」が原因になっているのかも!?

冷えを自分自身で判定する方法

体が冷えているかどうかを自分で判定する方法を3つ紹介します。1つ目は、朝の起床時に布団の中で自分の脇に手のひらをはさみ、今度はその手を自分のお腹にじかに当ててみて、**脇にはさんだときよりも冷たいかどうか**で判定します。

2つ目は、時間や場所に関係なくできる方法で、自分の耳を折り曲げてみて、痛みを感じるかどうかを判定。体が冷えている人は、**耳を曲げるとかなりの痛み**を感じます。

3つ目は、朝、目覚めたときの**布団の中の姿勢や位置が、前の晩に寝たときと同じかどうか**で判定します。通常、睡眠中は体の疲れやコリを取るため無意識に姿勢が変わるもの。ところが、体が冷えている人は姿勢を変えると布団が冷たく感じるため、すぐ元の位置に戻ってしまいます。目覚めたときに昨夜と同じ姿勢や位置だったら体が冷えていると判定できます。**3つの方法のうち1つでも該当する場合は体が冷えている**といえます。

カンタンに

あなたの「冷え」が分かる3つのCHECK!

CHECK 1 朝、布団の中でお腹に手を置いてみる

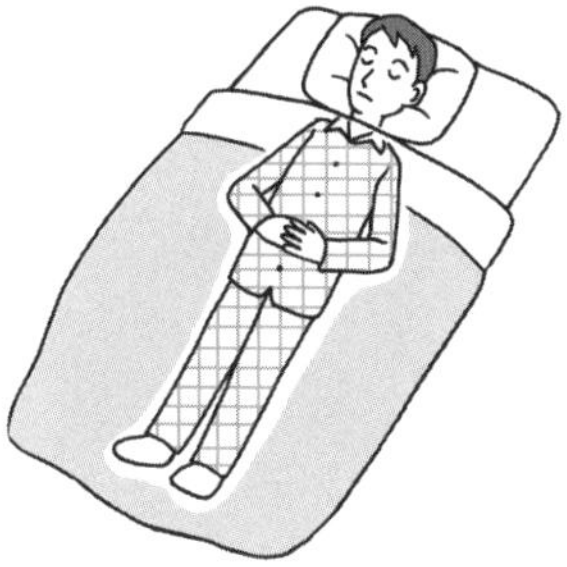

朝、目が覚めたときの手のひらの感覚で分かります。まず脇の下に手のひらをはさみ込み、次にその手をお腹の上に置きます。ワキの下よりもお腹のほうが冷たいと感じたら、あなたの体は冷えています。

CHECK 2 耳を折り曲げて、ふさぐ

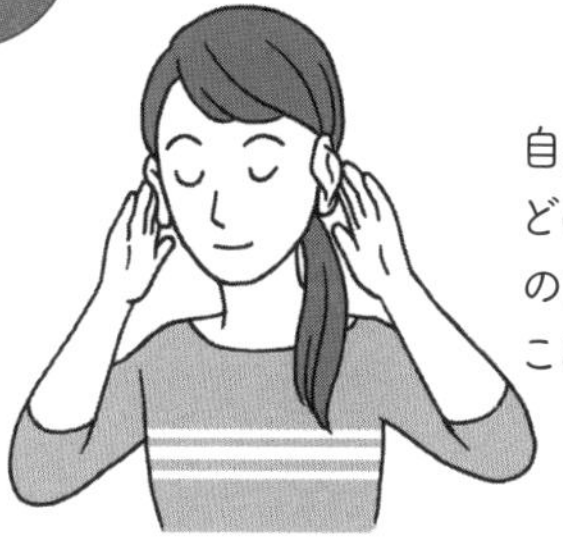

自分で耳を折ってみて、飛び上がるほどの痛みを感じるようなら、毛細血管の末端まで血液が通っていないということ。つまり、冷えているのです。

CHECK 3 朝の寝相を確認する

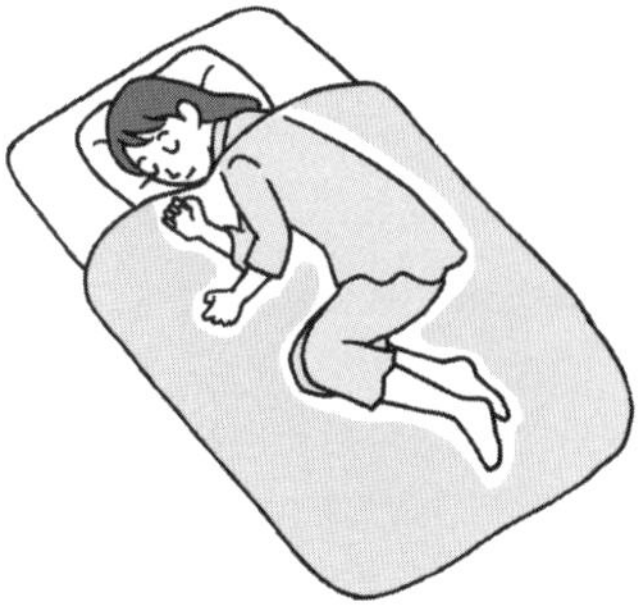

目が覚めた時、夜に寝付いた時と同じ姿勢で寝ていたら、体が冷えている可能性があります。冷えていると布団が温まらず、寝返りなどを避けるからです。

あなたの冷え危険度
～BADな生活習慣

毎日忙しい日々を送っている私たちは、知らず知らずのうちに、体が冷えやすい生活になりがちです。たとえば、**睡眠不足やストレス**などは交感神経を優位にするため、体を冷やす原因になります。ファッションを優先して**冬でも薄着**になったり、**夏もサンダル履きやショートパンツスタイル**だと、エアコンの効いた建物や乗り物の中では体を冷やしてしまいます。一年中、**冷たい飲み物やアイスクリームを口にする**ことも体を冷やす一因です。

このような冷たい刺激に常に接することによって、人間の体は冷えや寒さに対して鈍感になり、**体温を上げる力が働きにくくなってしまう**のです。これでは冷えを改善することは難しくなります。

左に**体が冷えやすい生活習慣のチェックリスト**を載せました。一つでも当てはまる項目があれば、冷えが加速してしまうリスクがあります。今の生活を見直すことが大事です。

あなたの冷え危険度は？
～BADな生活習慣リスト～

こんな生活習慣を続けていると、あなたの冷えは加速します！

- □就寝時間がまちまちで睡眠時間が十分に取れていない
- □食事の時間帯が毎日不規則で一定しない
- □階段よりも必ずエスカレーターやエレベーターを使う
- □毎日、長時間座ったままデスクワークをしている
- □ランチはいつもカンタンに手早く済ましがち
- □冷たい飲み物が大好きだ
- □仕事や職場に疲れて、日々ストレスを感じている
- □おしゃれのために冬でも薄着しがち
- □寝る直前までテレビやスマホを観ている
- □食事制限など過度なダイエットを行っている

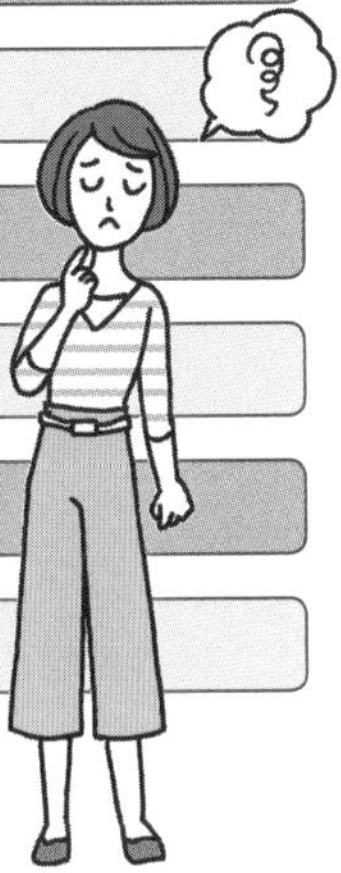

▼

「冷えは万病のもと」と言われるほど、健康と美容の大敵です。

こうした生活習慣があなたの「冷え危険度」を

高めてしまうことをお忘れなく！

冷えが起こるカラダのメカニズム

低体温で体に冷えを感じると、体内の機能にも悪い影響が出てしまいます。冷えをもたらす要因として大きなものが、先のページでも説明した**「自律神経の乱れ」**です。様々な外的要因から自律神経が乱れ、交感神経が優位な状態になると血流が悪くなり、冷えや低体温につながるのです。

冷えによって影響を受けやすいものに、**体内の「酵素」**があります。人間の体には3000種類以上もの酵素が存在し、体内のあらゆる化学反応で重要な役割を担っています。酵素は体内温度が37〜38度のとき、つまり体の表面の「体温」でいえば**36・5〜37度のときに最も活発に活動すること**は序章でも触れました。体温が36度未満の低体温では酵素の働きが低下してしまいます。酵素の働きが悪くなると不調や病気の原因に。このように、**体が冷えると体のメカニズムが崩れる**ため、冷えを防ぐことが大事なのです。

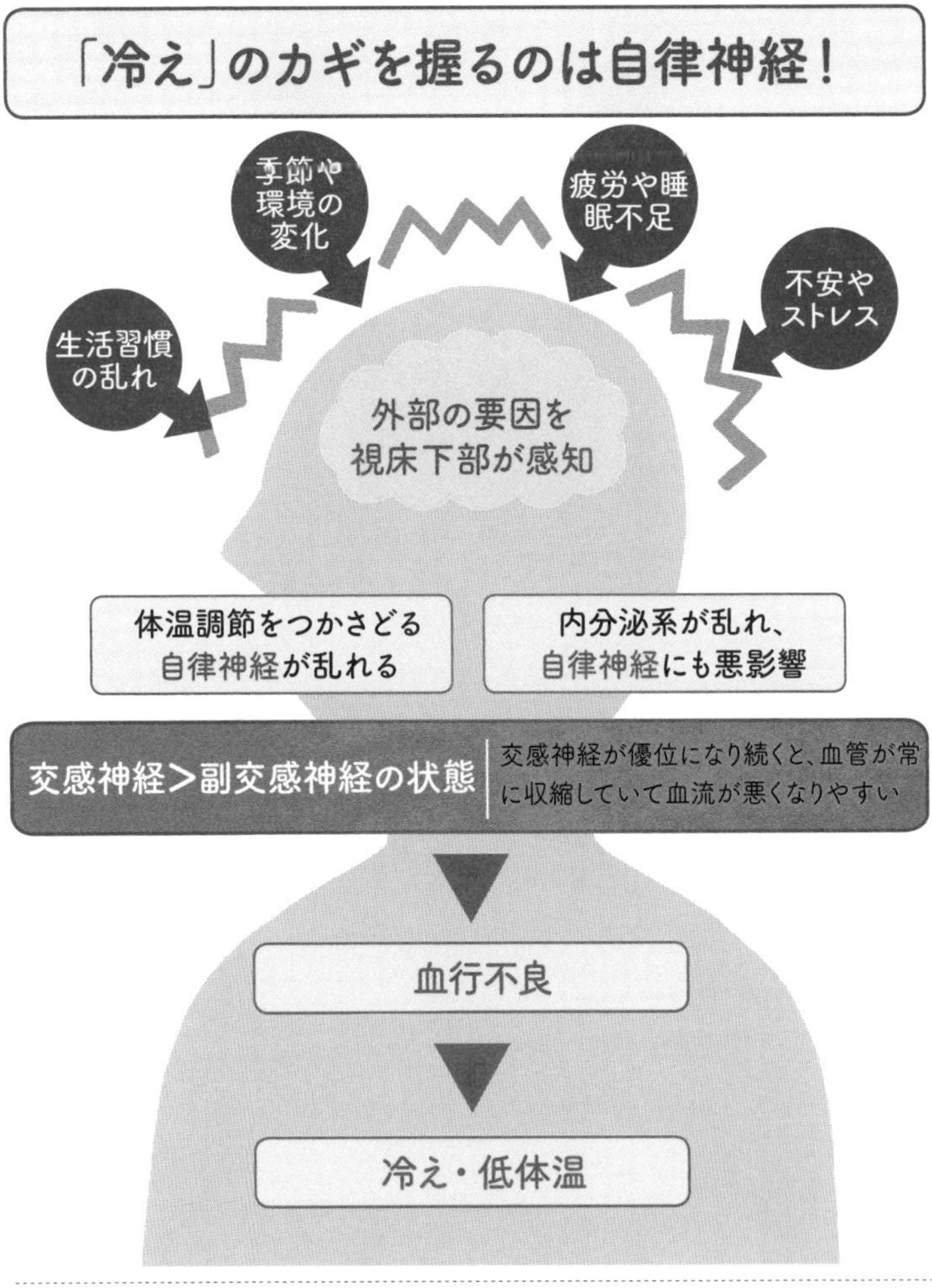
「冷え」のカギを握るのは自律神経！
季節や環境の変化
疲労や睡眠不足
生活習慣の乱れ
不安やストレス
外部の要因を視床下部が感知
体温調節をつかさどる自律神経が乱れる
内分泌系が乱れ、自律神経にも悪影響
交感神経＞副交感神経の状態
交感神経が優位になり続くと、血管が常に収縮していて血流が悪くなりやすい
血行不良
冷え・低体温

体温が低くなると、

代謝・免疫機能をつかさどる酵素の働きが鈍り、

病気のリスクが高まります。

また免疫機能は、体が冷えると働きが低下してしまいます。

冷えをもたらす大敵は？

いまは暑い夏でも、エアコンが完備された涼しい部屋で冷たい食べ物を摂ることができ、かえって体が冷えやすい環境になっています。便利な電車やバスなどが利用できる場所に住みながら、徒歩圏内の近くのスーパーに車で行くというような生活を続けていると、活**動量が減り体の筋肉が衰えて冷えにつながる**ことも。

冷えと関係しているのが**「ストレス」**です。仕事や家事、介護などによって肉体的、精神的に疲労したり、人間関係がうまくいかずストレスになることも。このような生活を送っていることで体が冷えやすくなってしまいます。

「冷え性だから仕方がない」と思っている人もいるようですが、生活環境を変えれば血流が良くなって、冷えを抑えることができるのです。もし自分が体を冷やす生活をしていたら、意識して改善することが大事です。

では具体的に、どんな行為が体を冷やしやすいのでしょうか？

◉冷蔵庫が人間を冷やす!?

私たちは買い物から帰宅したらすぐに、室温では傷みやすい食品や飲み物をすべて冷蔵庫に入れます。牛乳やジュース、野菜、果物、肉、魚、ヨーグルト、アイスクリームなど。特に飲み物に関しては、冷蔵庫で冷やすことが一般化しています。

冷蔵庫から取り出した麦茶やジュースをそのまま飲む人が多いですが、冷たい飲み物が食道を通り胃に流れ込むことで、**体の熱は内側から急速に奪われて**しまいます。その結果、**体の消化吸収の不調や腸の免疫力を下げる**ことに。

胃腸が弱い人や夏でも体が冷えやすい人は、冷えた麦茶やジュースではなく温かい飲み物を飲む**ようにすれば、体の内側から温められます**。日頃から季節に関係なく、冷蔵庫で冷やした麦茶やジュースは、一度、常温に戻してから飲むようにしましょう。

冷蔵庫に保存していた総菜は電子レンジで温めてから食べるようにすれば、内側から体を冷やさずに済みます。

◉運動不足、食べ過ぎ、太り過ぎもダメ

日常的に運動をしていれば体の代謝が活発になり、血液を体の末端に行き渡らせることができます。全身の筋肉を動かすので、筋肉量が増えて、**熱を生み出して体温が上がる**のです。

しかし、家の中で過ごす時間が多い人やデスクワークをしている人は、運動不足になりがちです。日頃からエスカレーターを使わずに階段を利用したり、時間を決めて体操をするなど、**工夫して運動不足を解消することが大事**になります。

食事で熱を作り出す栄養素として**「タンパク質・脂質・糖質」**の３つが代表的です。この栄養素を十分に摂ろうとすると、食事の量が多くなってしまうことがあります。その結果、食べ過ぎを招くことにも。摂取したカロリーは運動で消費されなければ、体に蓄積されて脂肪になります。脂肪組織には血液が流れていないため、体に脂肪が多くつけばそれだけ体を冷やすことになってしまいます。運動で筋肉を鍛えて脂肪を燃焼させましょう。**筋肉が増えれば手足の冷えは解消**できます。

冷えをもたらす大敵！

冷蔵庫が人間も冷やしている

私たちは季節を問わず、冷蔵庫に保管された冷たいものを摂り続けています。冷蔵庫を開ける機会が増えれば、それだけ冷気で体が冷える危険も高まり要注意です。

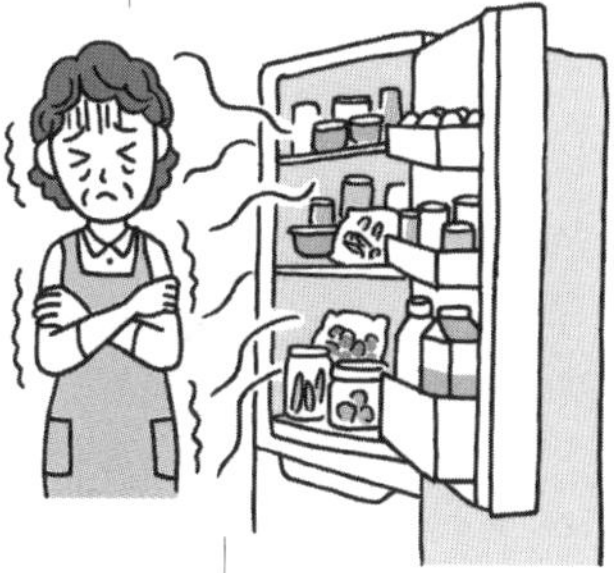

運動不足だと体温は上がらない

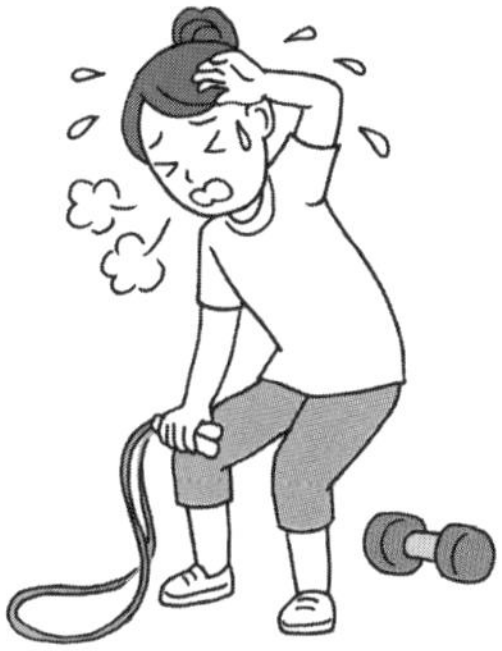

体温の３～４割は筋肉の産生によるものです。運動不足だと筋肉量が減って低体温になりがち。日常的に運動をして筋肉量を上げることで基礎代謝が上がり、体内で作られる熱量が増えて体温が維持できます。

「食べ過ぎ、太り過ぎ」も大敵！

脂肪組織には血流がないため、脂肪が増えれば体は冷えます。また一度に大量の食事をすると、消化を促すために血液が消化器系の臓器に集中。筋肉部分に行くべき血液が減り、手足は冷えてしまいがちです。

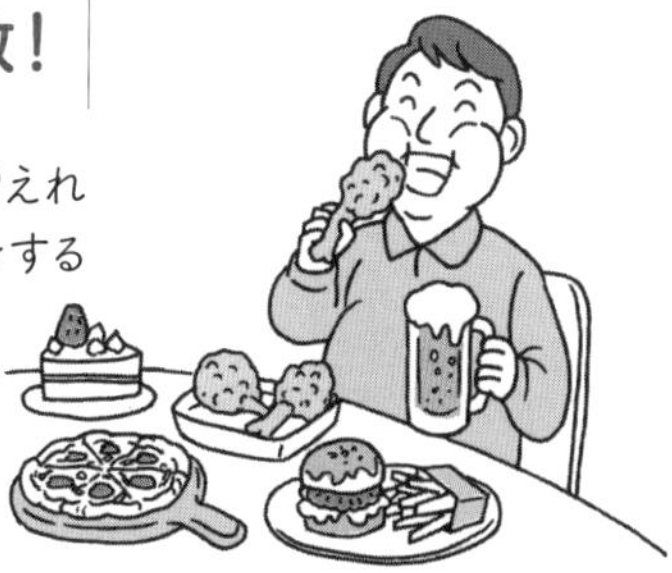

シャワーでは体は温まらない

夏場はエアコンの効いた室内で過ごす時間が長くなりました。昔に比べて汗をかく機会が減り、時間に追われゆっくり入浴する暇がない、面倒だから、というような理由もあって、入浴は湯船につからずにシャワーで済ませる人が多くなりました。

シャワーではお湯の当たる場所が少なく体の表面しか温まらないため、長く浴びていてもあまり血流が改善されません。湯船につかれば水圧が心地良い刺激になり全身がよく温まります。**半身浴よりもできれば肩までしっかりお湯につかるようにします。**お湯の温度は**ぬるめの38〜40度**にして10〜30分ほどつかることで、体が芯から温まりリラックスできるのです。反対に、**40度を超える熱いお湯では血管が収縮**してしまうので、かえって体を温めることができません。

1日1回、ぬるめのお湯にゆっくりつかって、体をいたわりながら深部体温を上げることとが大切です。

◉薬の飲み過ぎは禁物

急な発熱や頭痛、腹痛などになったとき、**家にある常備薬**を飲むことがあります。病院に行けばそれぞれの症状を抑えるための薬が処方されます。頭痛や筋肉痛がひどい場合は鎮痛剤、動脈硬化の予防にはコレステロールを下げる薬などです。

しかし、鎮痛剤などは体を冷やしてしまいます。また、アレルギー症状を抑える薬に**副腎皮質ホルモン剤**があります。これは、炎症や免疫力を抑えてつらい症状を和らげるのが目的ですが、体温を下げる作用もあります。体温が下がって血流が悪化してしまうと、体がますます冷えることになるのです。

必要があって一時的に薬を使用するのはやむを得ないかもしれませんが、安易な気持ちで薬に頼ったりいつまでも飲み続けていれば、体を冷やすことに。体が冷えればほかの症状が表れて、さらに多くの薬を飲むことにもなりかねないのです。**なるべく薬に頼らない健康な体づくり**を心がけましょう。

◉ストレスは冷えをもたらす大敵

人は交感神経と副交感神経という2つの自律神経をバランスよく働かせることで、心と体の健康を保っていると説明しました。そして日常的にストレスにさらされていると、自律神経のバランスを崩すことになるわけです。

ストレスや不規則な生活で交感神経が優位になると、アドレナリンやノルアドレナリンなどの緊張ホルモンが過剰に分泌され、体は緊張した状態が続きます。血管が収縮して血流が悪くなり体温も下がって、様々な「体の不調」が起こります。そればかりではなく、眠れない、イライラしやすい、やる気が起きないなど「心の不調」の原因になることも。ときにはうつ病など深刻な心の病の引き金になりかねません。

冷えは心と体が助けを求めている状態ともいえます。冷えを感じたら、まず自分の生活習慣が乱れていないかを見直してみましょう。

適度な運動を習慣づける、しっかり睡眠をとる、食べ物に気を付けるなど、ストレスの多い生活の改善を目指しましょう。

冷えをもたらす大敵！

シャワーでは体は温まらない

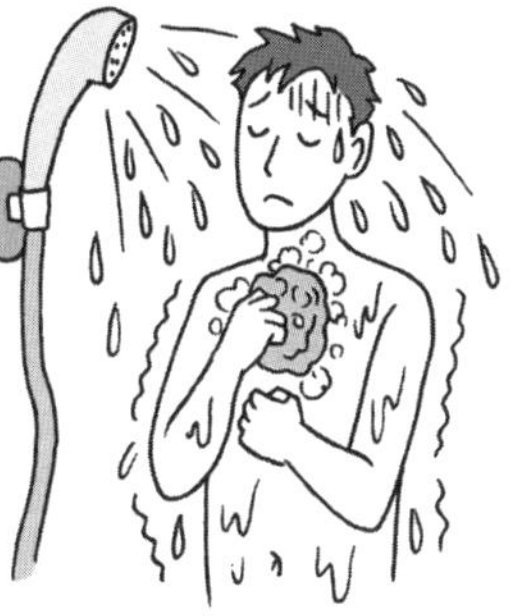

お風呂では湯船につかることで全身の血行が良くなり、新陳代謝も良くなります。「時間がない」とシャワーで済ませずに、湯船につかってしっかり体を温めましょう。

薬の飲み過ぎは禁物！

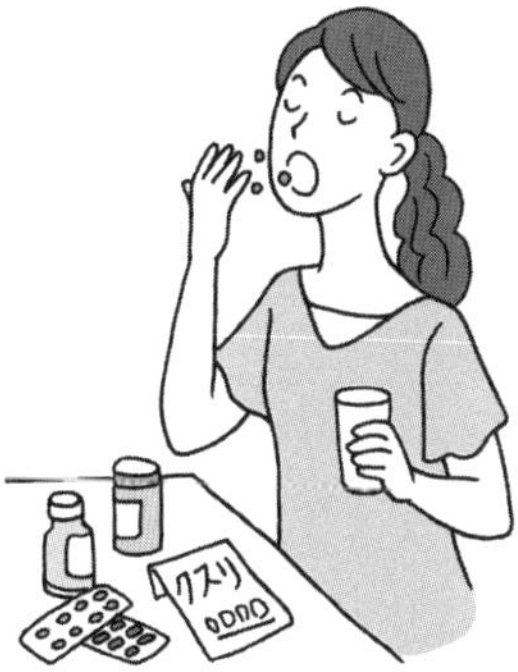

薬を常用し過ぎると、体が冷えやすくなります。薬は有効な作用がある半面、成分を解毒しようとする肝臓に負担がかかって体の代謝が悪くなり、体が冷えるのです。

そのほか、冷えをもたらす敵がズラリ！

不規則な生活のリズム	大きな寒暖差など天候不順
タンパク質の不足	朝食を抜きがち
お酒の飲み過ぎ	タバコが止められない

など

COLUMN 2

アルコールは「少飲淡飲」のほうが温まる

お酒を飲むと、体がポカポカ温まる…と感じたことのある方はきっと多いでしょう。お酒に含まれるエチルアルコールは熱の生産量が高く、血管を広げる効果もあるので、一時的に体温が上がるのは確かなのです。しかしその半面、アルコールは飲み過ぎるとそれを分解するのに必要な水分を多く取り過ぎるため、飲み過ぎたあとは反動で体が冷えてきてしまいます。一度に多くを飲むのではなく、アルコールは「少飲淡飲」、つまり少量を淡くしてゆっくり飲むことを心がけましょう。

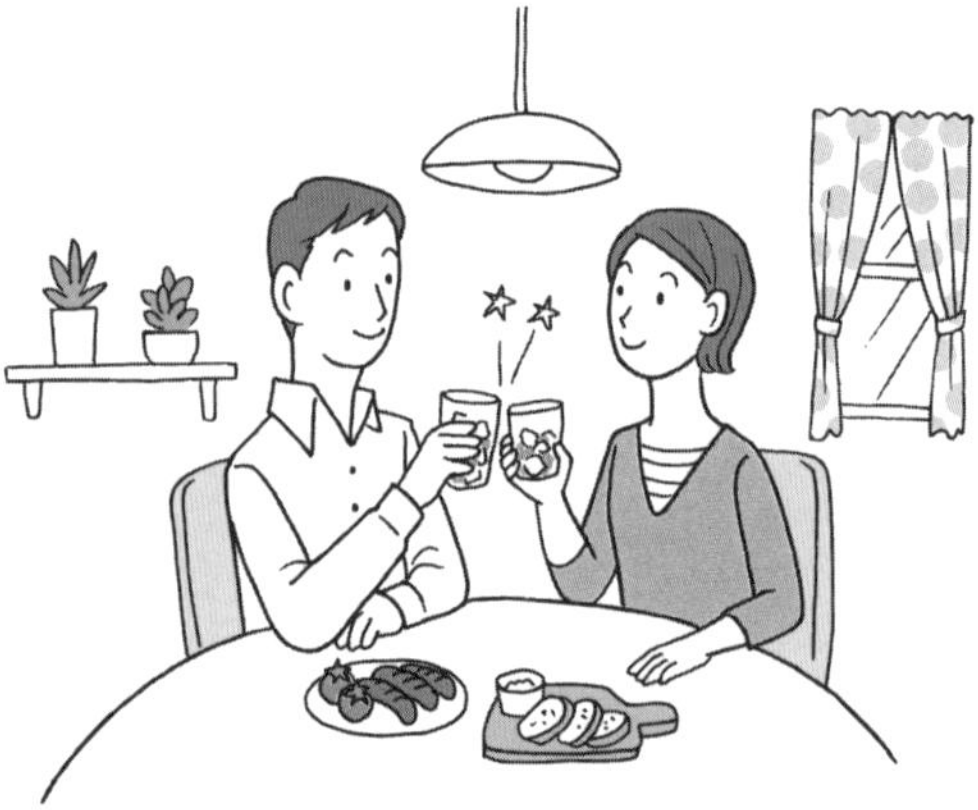

第2章

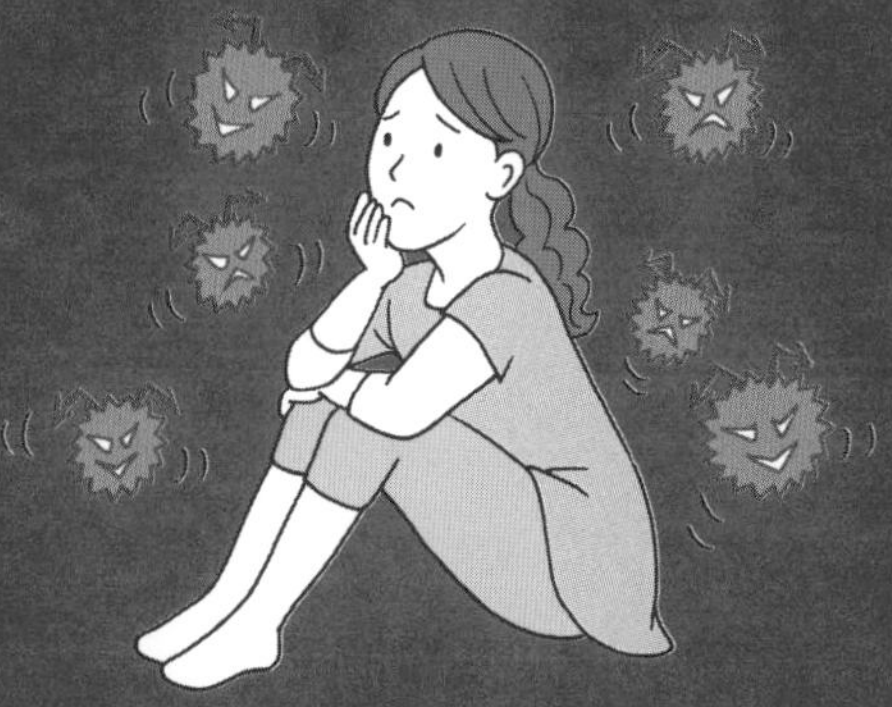

冷えはこうして病気になる

冷えが病気化するメカニズムとは？

「冷え」が問題なのは、冷えそのものの症状よりも、その先にあるもの。つまり、重大な病気のサインであることが多いという事実が怖いのです。また、冷えが重大な病気を誘発してしまう危険も多く考えられます。

「冷え」は病気の危険を知らせるシグナル

これまでの章で説明したように、冷えは主に体内の血液の流れが悪くなることで生じます。そして細胞の働きが低下したり、動脈硬化が進んだり、代謝や免疫力が低下することで、**病気のリスク**が高まっていきます。

病気とは、いわば「体から発せられるメッセージ」であり、そこには原因とプロセスが必ずあります。普段から、体に良くないことを続けていれば、病気というメッセージとなって表れるのです。

そう考えると、**「冷え」も体から発せられるメッセージ**であり、危険を知らせるシグナルのひとつといえます。大事なのは、それを**体調が崩れる黄信号**と素早く認識し、日々の生活の中で改善していくこと。そのために必要なのが温活であり、毎日の習慣化によって、さらにひどい病気に進んでいくことを防げるわけです。

カラダが冷えるのは体調が崩れる黄信号!
～「冷え」は体になぜ悪い?～

冷えると血流が悪くなる

↓

酸素や栄養が行き渡らなくなる

筋肉を動かしたり、新陳代謝の力が落ちて、体が不活性に。

↓

細胞の働きが低下

組織に酸素や栄養が届けられないと、細胞の働きもダウン

血管が詰まりやすくなる

老廃物がたまって血管壁にこびりついたり、腸内環境も悪化。

↓

血行不良が進む

動脈硬化によってますます血流が悪くなり、体温が低下

酵素が働きにくくなり免疫・代謝がダウン

代謝をつかさどる酵素の働きが落ちて、免疫力も低下しがち。

↓

生活習慣病やがんリスク

代謝・免疫が低下してしまうと体の防御システムが弱体化

西洋医学だけで冷えを退治するのは難しい

冷えは、**病気の危険を知らせる黄信号**であり、言ってみれば「病気になる一歩手前」ということもできます。何もせずにほうっておけば、やがてさらにひどい病気へと進展してしまうリスクをはらんでいるわけです。

厄介なのは、冷えを治したいと思ってクリニックや病院に足を運んでも、西洋医学の中では、実際に冷えを治す明確な方法がないことです。そもそも西洋医学には、冷えという概念自体がないのですから、処方するものがないのはある意味で当たり前なのです。

では、どうすれば良いのでしょうか。

幸いなことに、東洋医学をはじめとした多くの伝統医学の世界には、「冷え」の概念がしっかりとあります。そして、**どうすれば冷えを改善していけるか**のヒントを数多く残してくれています。

西洋医学の主な考え方は、「病気をやっつける」というもので、医療の対象はもっぱら患者さんよりも病気そのものに向かう傾向にあります。

それに対して東洋医学の場合は、患者の**生活習慣やその人自身の自然治癒力**を高めていくことによって、病気を防ぐという考え方が大きいのです。つまり、冷えを改善し、**病気にならない努力を自分で習慣化していくこと**が重要というわけです。

◉真面目にコツコツ続けよう

冷えをとり、病気にならないための「温活」を行ううえで、最も大事なポイントは何でしょうか。いたって答えはシンプル、それは**「継続」**です。

今日1日、何かの温活健康法を行ったからといって、すぐに驚くような効果が出るようなものではありません。けれども、生活の中で習慣化させ、できる範囲でいいので毎日真面目にコツコツ続けていれば、きっと体にとっての良いことが起きるはずです。続けることが、何より大事なのです。

そして、冷え対策である「温活」は、それが可能な健康法といえます。なぜなら、「温めましょう」というだけのシンプルなものであり、何よりも、自分にとってとても**「心地良いもの」「気持ちの良いもの」**だからです。

冷えてしまっている人は、温めることによって、間違いなく気持ちいいと感じるはず。体に良くて、心地良い温活だからこそ、毎日の生活でコツコツ続けてほしいのです。

◉それぞれの病気と冷えとの関係を知る

冷えが原因となるカラダの不調は、全身の様々な部位に表れ、進展することで病気になっていくというリスクがあります。それを防ぐためにも、**冷えと病気の関係性**を知っておくことは大切でしょう。

左のページに、体の各部位が不調になる主な原因や、冷えとの関係性をまとめました。**冷えによる機能の低下**によって、体は様々な不調や変調をきたしてしまうわけです。

そして次のページからは、冷えとの関係によって、それぞれの部位に起こる具体的な病気や不調を例に挙げながら、予防法や気をつけたい点などを紹介していきます。どうぞ参考にしてみてください。

冷えがもたらすカラダの不調

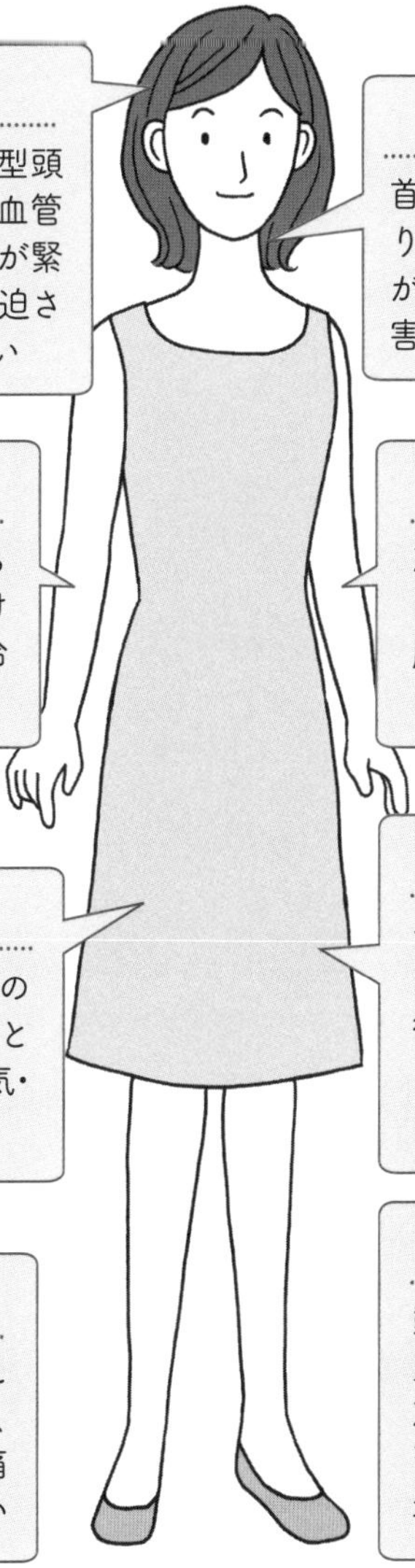

頭

片頭痛や緊張型頭痛は、冷えて血管の拡張や筋肉が緊張、神経が圧迫されて起きやすい

首・のど

首には太い動脈が通り、冷気に弱い。筋肉が収縮して血流を阻害、肩こりの原因にも

筋肉・関節

多くの血管が通る筋肉は、使わなければ血行不良・冷えになりやすい

血管

冷えが原因で血管内が詰まることも。脳卒中や心臓病を引き起こす

内臓

内臓が冷えて胃腸の消化機能が弱まると代謝が低下。病気・不調の原因に

末梢循環

全身の血のめぐりが悪くなると末梢循環に影響が出る。リンパ液も滞りがちに

婦人科系

子宮や卵巣は冷えると機能が低下、生理不順や生理痛などを起こしやすい

生活習慣病

動脈硬化が進み、血行が悪化すると冷えになる。生活習慣病のリスクも増加してしまう

カラダの不調を改善しよう① 〔頭・首・肩〕

冷えは、様々な体の不調を引き起こすことを説明してきました。では実際に、体のどのような不調や病気の原因になるのでしょうか。部位ごとに、それぞれ見ていきましょう。

頭や首、肩の慢性的な痛みは辛くて不快なものです。多くの人が悩まされるこの痛みは、**筋肉の緊張が原因**となっていることが少なくありません。

たとえば慢性頭痛の場合は、冷えて血流が悪くなり、筋肉が固くなって頭痛が起こると考えられます。頭痛と一緒に、首筋や肩のこり、眼の重さや疲れを感じることは多く、これらの不調のほとんどは、**血行不良が原因**になっていることが多いのです。

そんなとき、頭や首、肩の血流を良くするには、マッサージやお風呂などでしっかりと温めることが大事。毎日の生活習慣の中で、血行を良くして**自律神経のバランスを整える**よう努めましょう。

頭・首・肩の不調

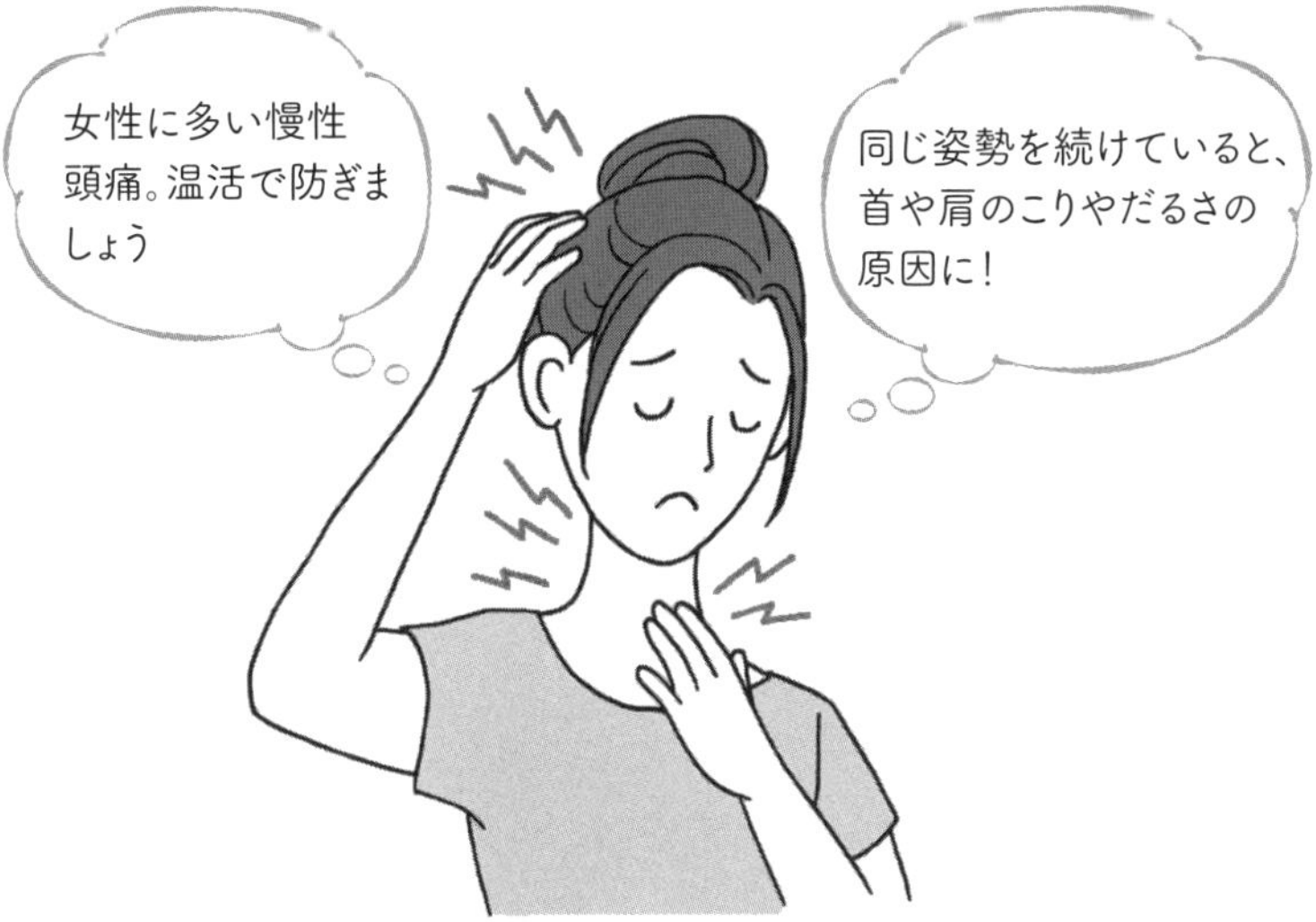
女性に多い慢性
頭痛。温活で防ぎま
しょう
同じ姿勢を続けていると、
首や肩のこりやだるさの
原因に！

頭痛

慢性頭痛で多いのが片頭痛や緊張型頭痛。普段から体を温めて筋肉の緊張をほぐすことで、予防につながります

眼精疲労

眼精疲労は眼の周囲の血流悪化が主な原因。温かい蒸しタオルなどで眼を温め、筋肉をほぐして血流を改善します

肩こり・首の張り

デスクワークなどで長時間同じ姿勢で座っていたり、集中して手作業を続けていると、血流が滞って筋肉が固まった状態になります。休んで首筋をマッサージしたり、肩を回すなどの運動で血流を促しましょう

カラダの不調を改善しよう②〔腕や腰・脚の痛み〕

歩くとひざが痛んだり、慢性的な腰痛やひじの痛みなど、関節の痛みは体のあちこちで生じます。実はこれらの痛みは、冷えが原因になっているのかもしれません。

関節の周囲の筋肉の血流が悪くなると、**老廃物が関節にたまりやすくなって炎症を起こしたり、**筋肉が冷えて固くなってしまい、痛みを発生させることがあります。痛みを防ぐには、**冷えないように筋肉の血行を良くしておく**ことが欠かせないのです。

また関節の変形や痛みが生じる関節リウマチは、**自己免疫疾患**という病気の一つ。自分自身の免疫によって手や脚の関節が冒され、痛みが生じるものです。慢性的に体が冷えていると免疫異常を起こしやすくなり、冷えによって血管が収縮することで痛みが増す可能性もあります。**関節の不調や痛みは、冷えと密接なつながりがある**ことをぜひ知っておきましょう。

腕や腰・脚の痛み

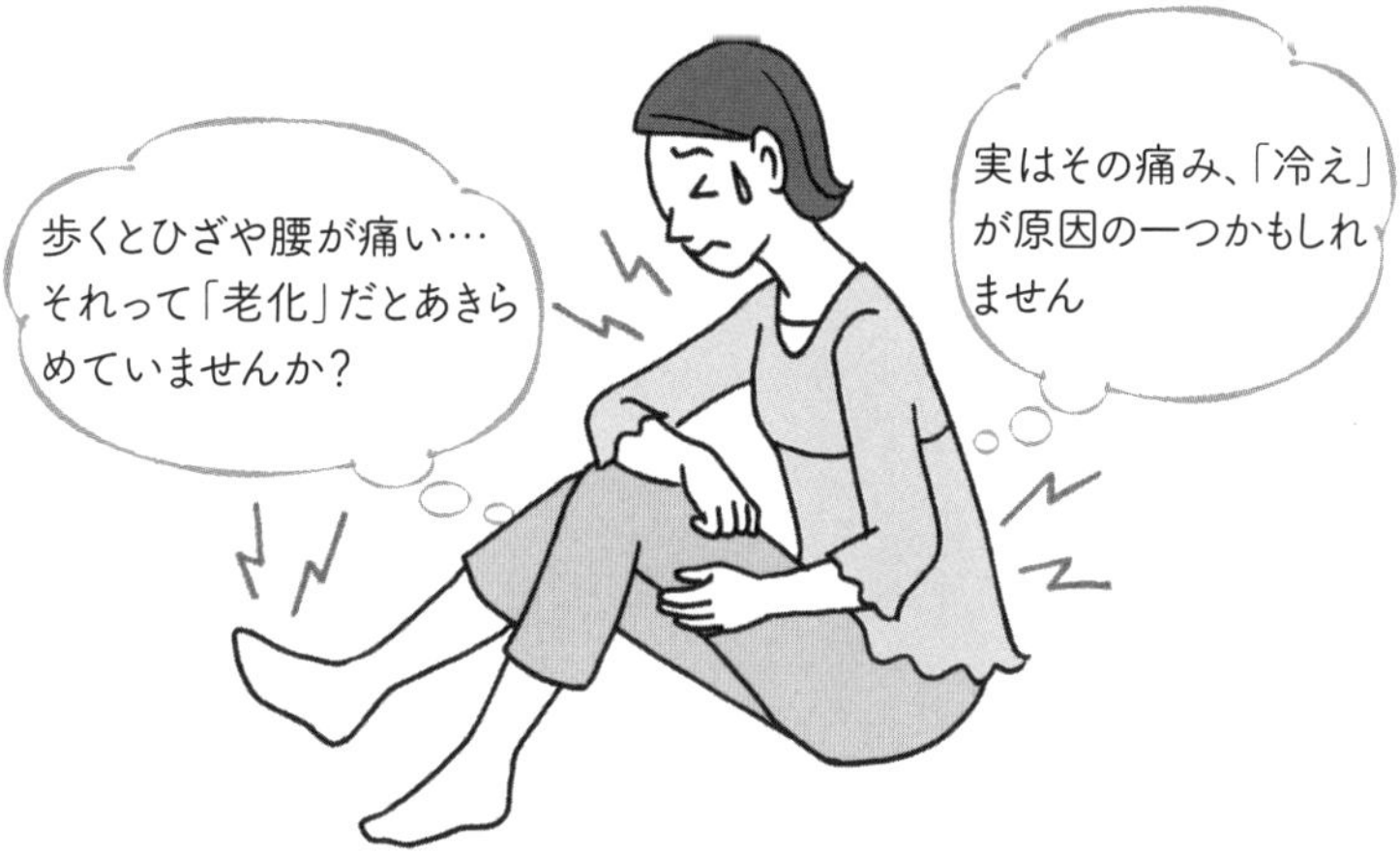
歩くとひざや腰が痛い…
それって「老化」だとあきらめていませんか?
実はその痛み、「冷え」が原因の一つかもしれません

関節痛・腰や脚の痛み

痛みが生じる関節痛の原因の多くは、関節の炎症や、加齢に伴う軟骨の劣化、筋肉の血流の悪化などが挙げられます。特に「冷え」が生じる状態では、筋肉の血流が滞り、老廃物が関節にたまって炎症を起こしやすくなります

関節リウマチ

自分の免疫によって関節が冒され、関節の変形や痛みが生じる病気。冷えと密接な関係があると考えられます

むくみ

病気がないのにむくみが起こるのは、体内の水分調節に問題あり。冷たい飲み物を控え、体を温めることが大事です

カラダの不調を改善しよう③〔胃腸など内臓〕

冷えは内臓にとっても良くない影響を与えるのは明らかです。冷えを確認する方法として、起床時に布団の中で手をお腹に当ててみることを紹介しましたが、手よりも冷たいと感じたら、**お腹が冷えている状態**といえます。

一般的にお腹の冷えは、内臓の冷えが原因と考えられています。内臓が冷える原因にはいろいろあり、ストレスなどの緊張状態や食べ物や飲み物などの食習慣、運動の習慣や環境要因など様々です。内臓も他の部位と同じように**副交感神経が優位なときに活発に活動**しますが、ストレスなどで交感神経のほうが優ってしまうと、内臓の血流が低下してしまい、内臓の働きを抑制するとともに、お腹の冷えが表れてくるのです。

内臓の冷えによって、**下痢や便秘などの消化器系の病気、肝臓や腎臓の疾患、また膀胱炎などの泌尿器系の病気**も心配されますから、適切な対策をとることが大切です。

胃腸など内臓の不調

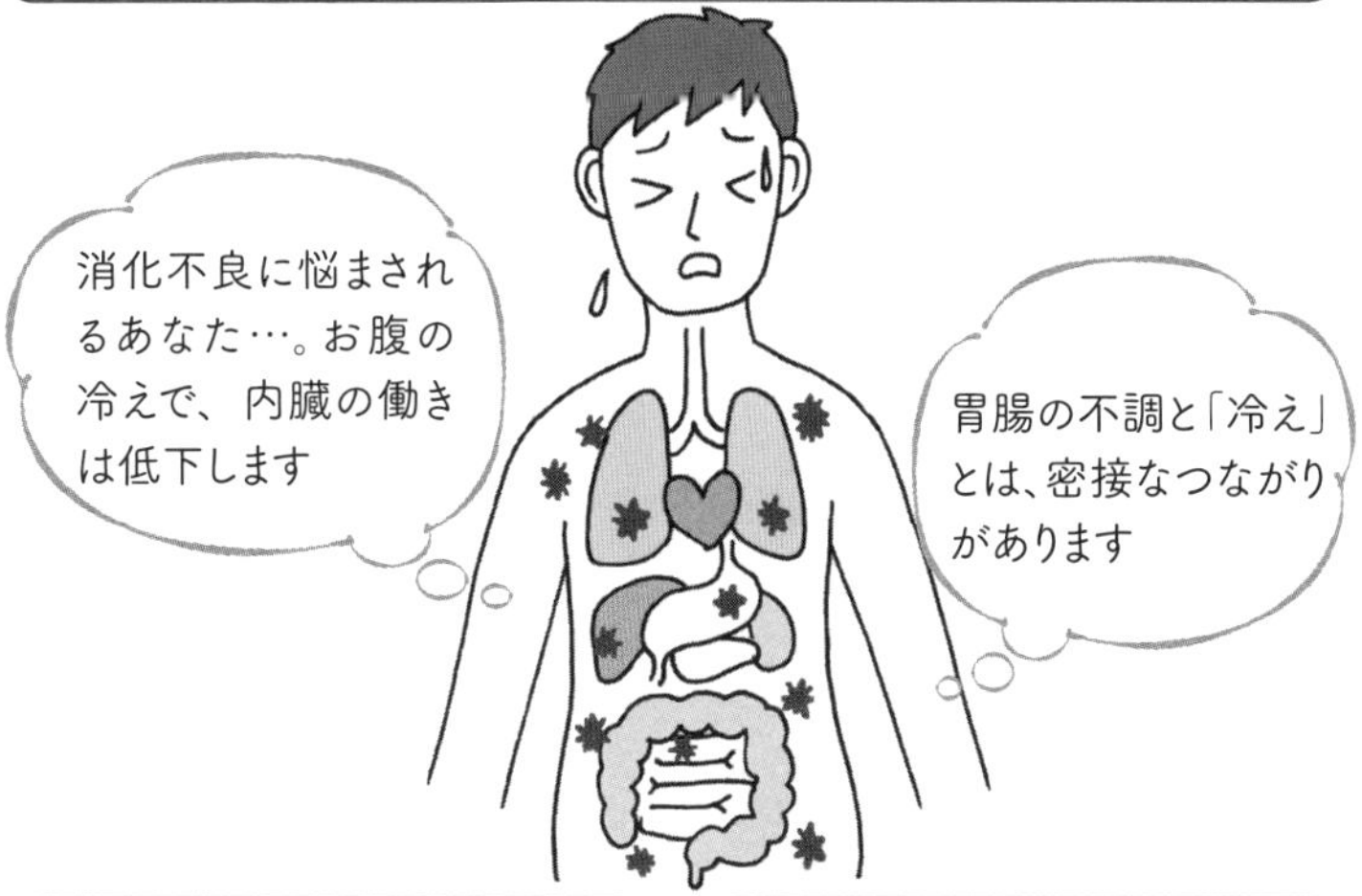
消化不良に悩まされるあなた…。お腹の冷えで、内臓の働きは低下します
胃腸の不調と「冷え」とは、密接なつながりがあります

胃炎・胃潰瘍

大敵は、胃へのストレス!体を温め気持ちをリラックスして、胃を休めてあげましょう

過敏性腸症候群

ストレスやお腹の冷えで腸管の血管が収縮して、血流が悪くなると下痢などの症状が

便秘

慢性的な便秘は食物繊維不足や水分不足、ストレスや冷えが原因になります

腎臓病

体を温めると腎臓の血液量が増え、ろ過機能が増して毒素の排せつを助けます

肝臓病

ウイルス性肝炎の予防には免疫力を上げることが大事。冷たいものの摂り過ぎは禁物

膀胱炎・頻尿

尿意をガマンし過ぎると膀胱炎の原因になることも。普段の温活も予防につながります

カラダの不調を改善しよう④〔血管の病気〕

血管や心臓に関する病気には、命に直接関わる怖いものが多々あります。脳の血液循環に異常が起こり、脳に何らかの症状が表れる**脳卒中**や、心臓の筋肉に必要な血液が行き渡らなくなる**虚血性心疾患**などがその代表例です。**脳卒中**、**心臓病**はがんとともに日本人の主な死因となっていて、その予防は誰にとっても極めて大事なことといえます。

脳卒中は脳梗塞、脳出血、くも膜下出血の3つに大きく分けられ、虚血性心疾患は**狭心症**や**心筋梗塞**が主に挙げられます。そして、これらの血管障害を引き起こす大きな要因となるのが、**高血圧症**や**脂質異常症**といった生活習慣病なのです。

血管の病気を防ぐには、言うまでもなく血管を少しでも元気な状態に保つこと。体が冷えていると血液も冷え、流れが悪くなって血栓ができやすくなります。血行を良くするための温活生活が、**血管内をキレイにしてくれる**ことをぜひ覚えておいてください。

血管の病気や不調

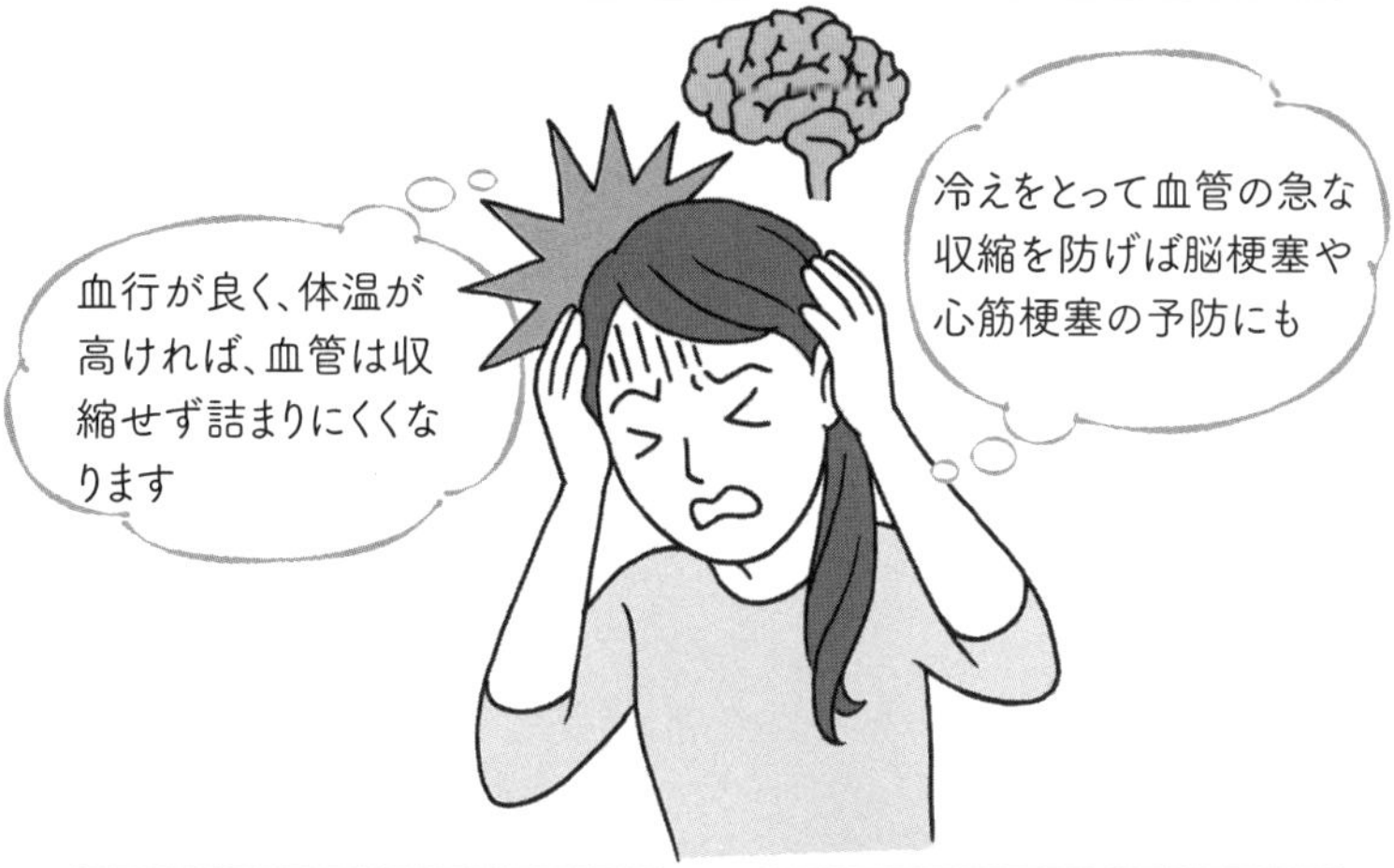
血行が良く、体温が高ければ、血管は収縮せず詰まりにくくなります
冷えをとって血管の急な収縮を防げば脳梗塞や心筋梗塞の予防にも

脳卒中

脳卒中を防ぐには、血管を少しでも元気に保つことが欠かせません。体が冷えると血液が冷えて血流が悪くなり、血栓ができやすくなるので要注意

狭心症・心筋梗塞

心筋が血液不足になると心臓に負担がかかって狭心症や心筋梗塞のリスクが高まります。心筋の血流を良くするためにも、冷えの解消が大事です

高血圧症

高血圧は血管障害を引き起こす主な要因になるもの。血圧の管理に加えて冷え対策を行うことが、結果として血圧を下げることにつながります

脂質異常症

人間の脂肪は冷えると固まりますから、血管内に増えた脂肪が固まれば血流がどんどん悪化。ますます体が冷える悪循環で、病気のリスクが増えます

カラダの不調を改善しよう⑤〔その他の生活習慣病〕

生活習慣病とは、食事や運動、喫煙や飲酒などの**生活習慣**が関係する病気の総称です。前ページで挙げた高血圧症や脂質異常症も含まれ、ほかにも**肥満・メタボリックシンドローム**や**糖尿病**など、私たちの生活に身近な多くの病気が知られています。

こうした生活習慣病を防ぐために必要なのは、**食生活の見直し**や**適度の運動**など、文字どおり生活習慣の改善をはかること。そして意外に思うかもしれませんが、**冷えの解消もとても重要**なのです。

体温が低くなると代謝が落ち、**脂肪分解酵素の働き**が悪くなって肥満につながります。また糖尿病についても、体温の低さが血糖値の上昇と血流の悪化を生み、**インスリンを作る酵素**自体が作られにくくなると考えられます。血流を促すための温活は、こうした生活習慣病の予防のためにとても大事であるといえるのです。

生活習慣病

生活習慣病と冷えの関係は？

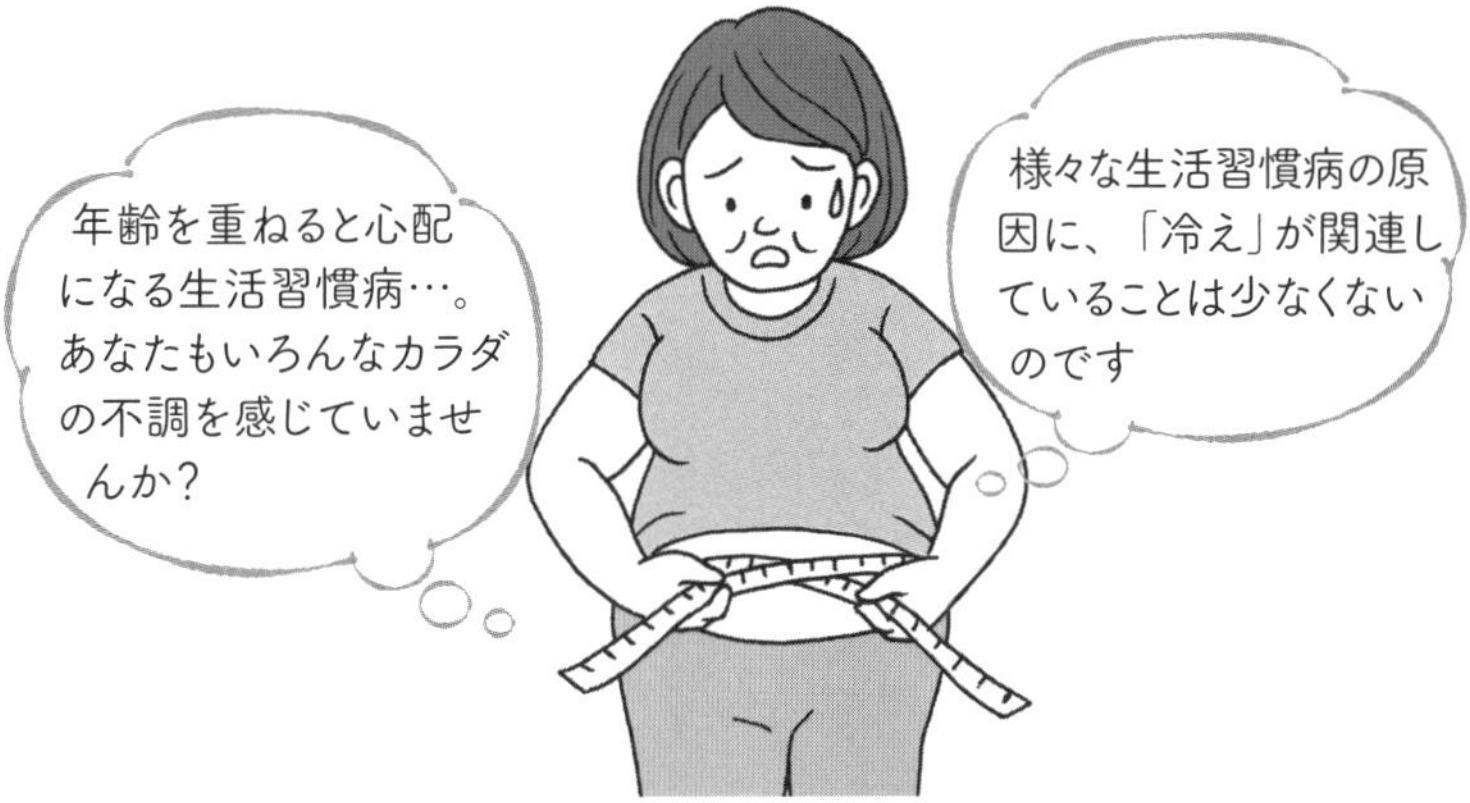
年齢を重ねると心配になる生活習慣病…。あなたもいろんなカラダの不調を感じていませんか？
様々な生活習慣病の原因に、「冷え」が関連していることは少なくないのです

糖尿病

インスリンの分泌が阻害され、血液中のブドウ糖が増え過ぎるのが糖尿病。体温が低いとすい臓の血流が悪くなり、インスリンが作られにくくなります

肥満・メタボリックシンドローム

肥満もメタボも、改善には言うまでもなく食生活の見直しや運動は必須。加えて体温が低下すると代謝が落ちますから、冷えも大敵なのです

高尿酸血症・痛風

血液中の尿酸が増えて結晶化し、関節などにたまって炎症を起こすのが痛風です。体の冷えは代謝を落とし、尿酸の排出を滞らせてしまいます

骨粗しょう症

体が冷えて血管が収縮してしまうと、血流が悪化し、骨の細胞に十分な栄養や酸素が運ばれにくくなります。丈夫な骨を作るには温活が重要です

カラダの不調を改善しよう⑥〔がん〕

がんも、実は冷えに大きく関連する病気といえます。

人間の体の中では、ものすごい勢いで**遺伝子の修復システム**が働いていて、たとえがん遺伝子が読み込まれそうになっても、ほとんどの場合でその遺伝子は修復され、がんは発生しません。たとえ一部の遺伝子が修復しきれずにがん細胞が発生しても、**免疫システムが速やかに消去**してくれ、健康を保てるしくみになっているのです。

ところが、こうした遺伝子の修復や免疫システムが、**低体温や交感神経の過度な緊張によって、十分に働かなくなる**ことがあります。つまり体が冷えた状態だと、本来なら修復されるべき異常なタンパク質、つまり**がん細胞が体内に発生し、定着してしまうリスク**が高まってしまうわけです。がんを防ぐための、遺伝子修復システムと免疫システムを高いレベルで保つために、**冷えとりによる健康生活**を毎日実践したいものです。

「冷え」はがん細胞の大好物!?

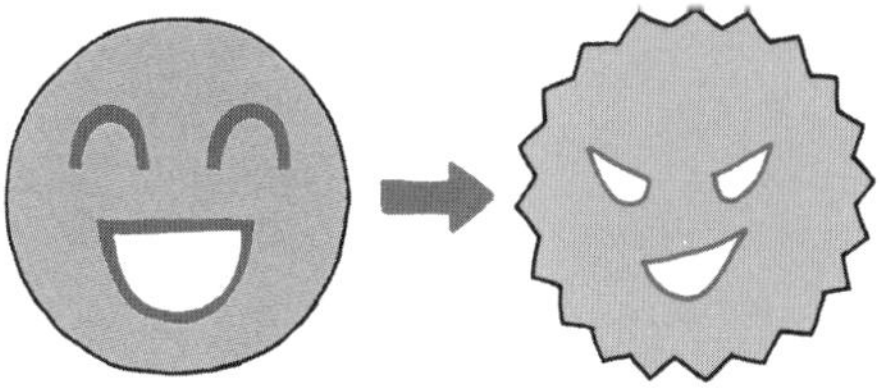

体が冷えていると、傷ついた遺伝子を修復する物質が働かなくなり、がん細胞が発生しやすくなる

遺伝子の免疫システム

無傷の遺伝子

↓ ← 活性酸素・放射線・毒物など

遺伝子に異常

↓ ← 遺伝子修復酵素

一部は修復酵素によるDNAの修復ができない

↓

損傷遺伝子の残存

↓

異常なタンパク質

免疫による処理　○ → 健康　／　✕ → がん・代謝障害・老化など

冷えによって、傷ついた遺伝子を修復する物質（修復酵素）が働かず、異常なタンパク質がたくさんできてしまいます。

さらに冷えやストレスなどで免疫力が不十分な状態だと、がん細胞が発生して体内にがん組織を形成してしまうのです。

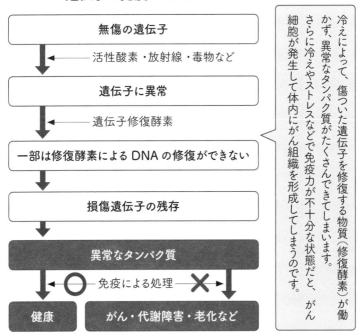

カラダの不調を改善しよう⑦〔婦人科系など〕

女性にとって「冷え」が大敵なのは、古くからずっと言われていることです。もともと**女性は筋肉量が少ないために熱を作るのが苦手**で、冷えやすい体質にあります。そのため、いっそう冷えとりや温活を意識した生活が重要なのです。

いつまでも美しくありたい、健康でいたい…と考える女性は、体を温める努力を怠らないでください。それが、**女性特有の婦人科疾患の予防やアンチエイジング**にもつながるのです。

体が冷えていては、血のめぐりも気のめぐりも悪くなり、**不妊の原因**になることもあります。また**子宮筋腫や子宮内膜症**などの生殖器系の病気は、**骨盤内に血液が滞って起こる**ことがほとんどですから、特に下腹部を温めることが大事です。東洋医学の観点から、効果的な漢方薬もありますから専門医に相談してみるのも良いでしょう。

冷えは女性の「美」と「幸せ」を邪魔する存在！

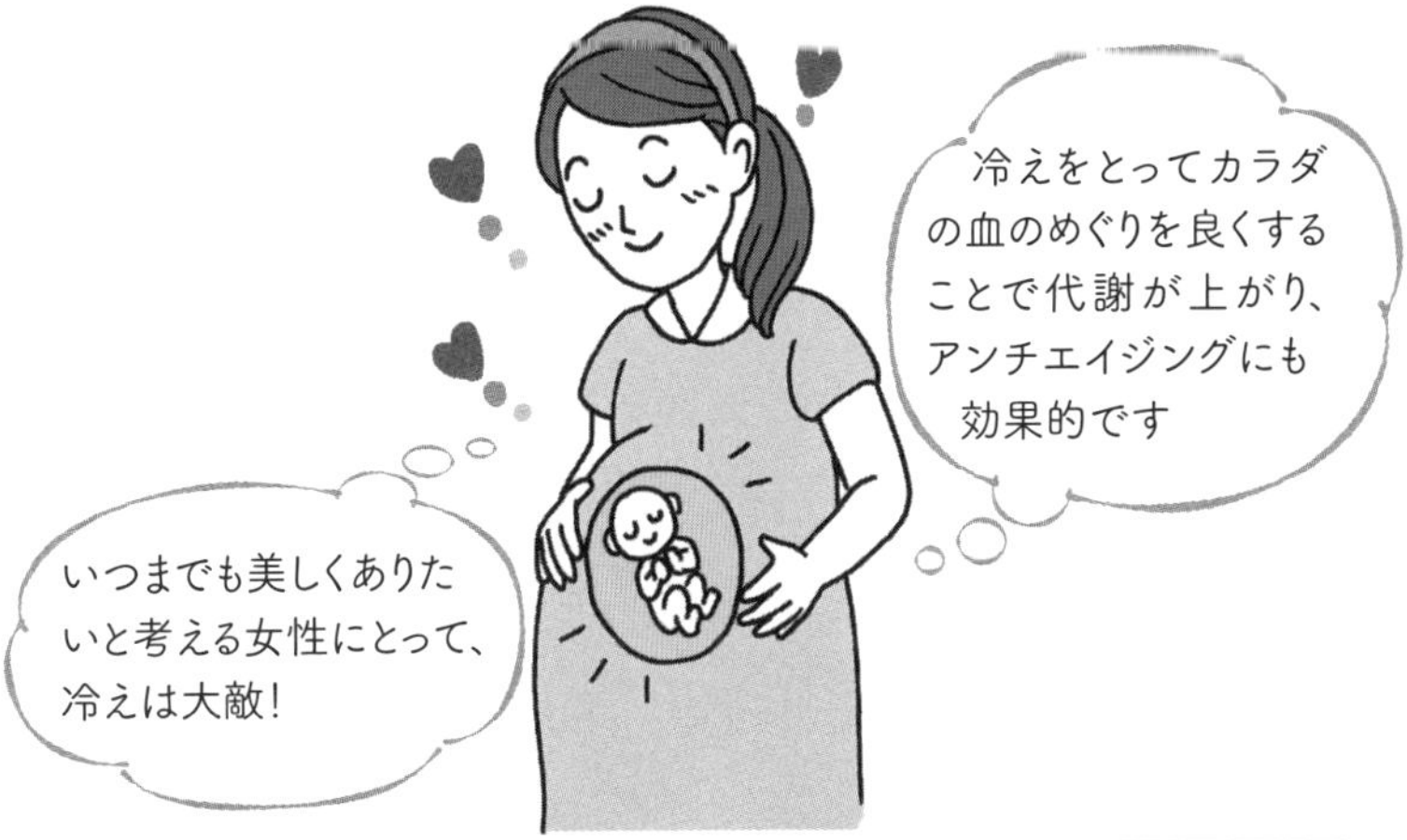
冷えをとってカラダの血のめぐりを良くすることで代謝が上がり、アンチエイジングにも効果的です
いつまでも美しくありたいと考える女性にとって、冷えは大敵！

不妊

不妊は男性・女性ともに、様々な理由や原因が考えられるもの。体を温め、血流を改善することで不妊を解決したカップルは大勢おられます

女性特有の病気

子宮筋腫、子宮内膜症などの生殖器系の病気は、骨盤内に血液が滞って起こることがほとんどで、下腹部を温めることや漢方薬が効果的です

薄毛や白髪、しわやたるみ

頭皮に十分に血液を行き渡らせることが薄毛や白髪対策になります。しわやたるみも、皮膚表面よりも全身の血流不足を改善することが大事です

男性のED

EDの改善も体を温めて血のめぐりを良くすることが第一。下腹部を湯たんぽなどで温めたり、心身ともにリラックスすることを心がけましょう

COLUMN 3

りんごの「温活」でがんが防げる!?

りんごに多く含まれるポリフェノールの一種であるケルセチン。この物質には強い抗酸化作用があり、がんの発生を抑えることに効果があるのでは？と注目されています。またりんごにはアップルペクチンという水溶性の食物繊維の物質も含まれていて、大腸がんを抑制するはたらきが注目されています。アップルペクチンは、温めることによって効果が増強され、ケルセチンも熱に強いことが知られています。りんごの「温活」料理で、がんが防げる!?ということかもしれませんね。

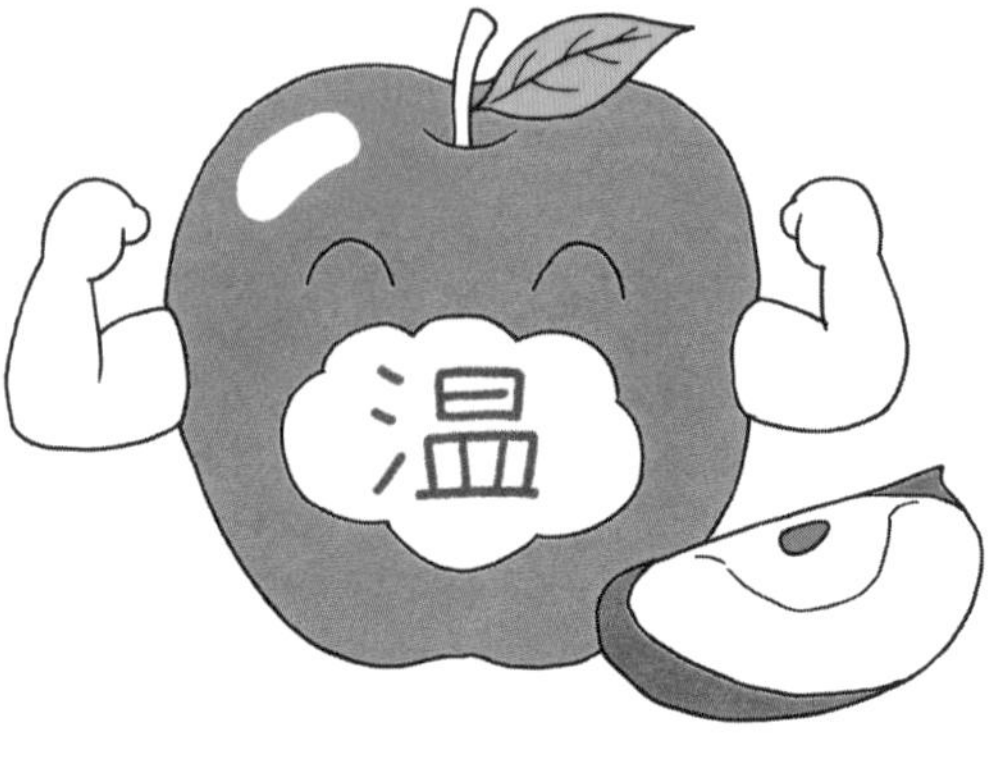

第3章

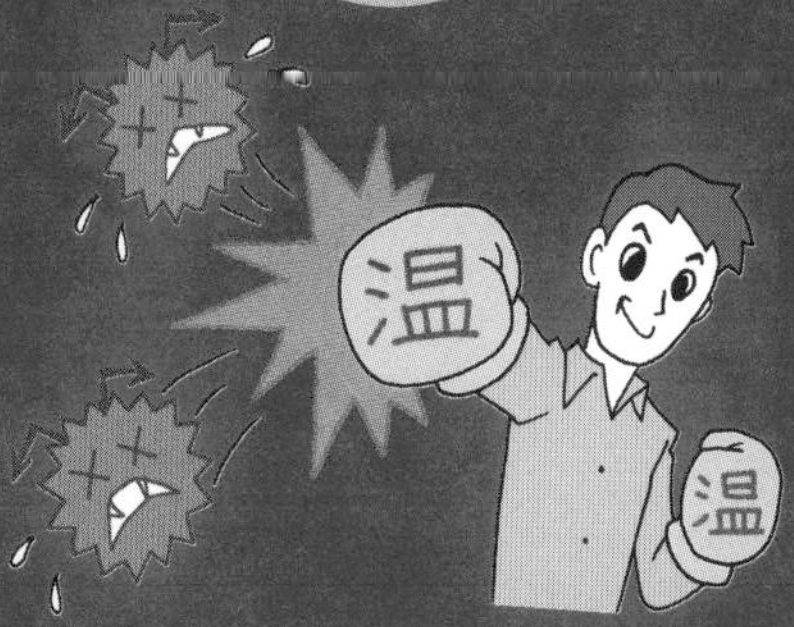

温活で感染症を予防する

冷えとり力で免疫力アップ！

感染症は怖いもの。でも、恐れてばかりでは解決にはなりません。自ら免疫力を高め、感染症に負けないカラダを自分で作っていく必要があります。その手段として今、「温活」が大きな注目を集めています。

感染症になるメカニズムは？

風邪やインフルエンザ、そして新たにあらわれた新型コロナウイルスなど、**感染症**はいつかかるか分からない、とても厄介な病気です。

そもそも感染症とは、ウイルスや細菌、寄生虫などの病原体が、体の中に侵入して増えることで引き起こされる病気です。病原体が私たちの体に入ってくる主なルートとしては、**「経口感染」「接触感染」「血液感染」「飛沫感染」「空気感染」「節足動物媒介感染」**の6つが挙げられます。

ただし多くの感染症は、たとえ病原体が体の中に入ったとしても、必ずしも症状が表われるとはかぎりません。**侵入したウイルスを素早く撃退する「免疫力」**があれば、感染症の発症を防ぐことが可能なのです。病原体を寄せつけない〝**自己防衛システム**〟である免疫力を高める生活が、感染症から自身を守る大きなカギとなります。

感染症はどうして起こるの？

感染症とは？

病原体（＝病気を起こす小さな生物）が体に侵入して、症状が出る病気のことをいいます。病原体は細菌やウイルス、寄生虫などに分類されます。

ウイルスはどこからやってくる？

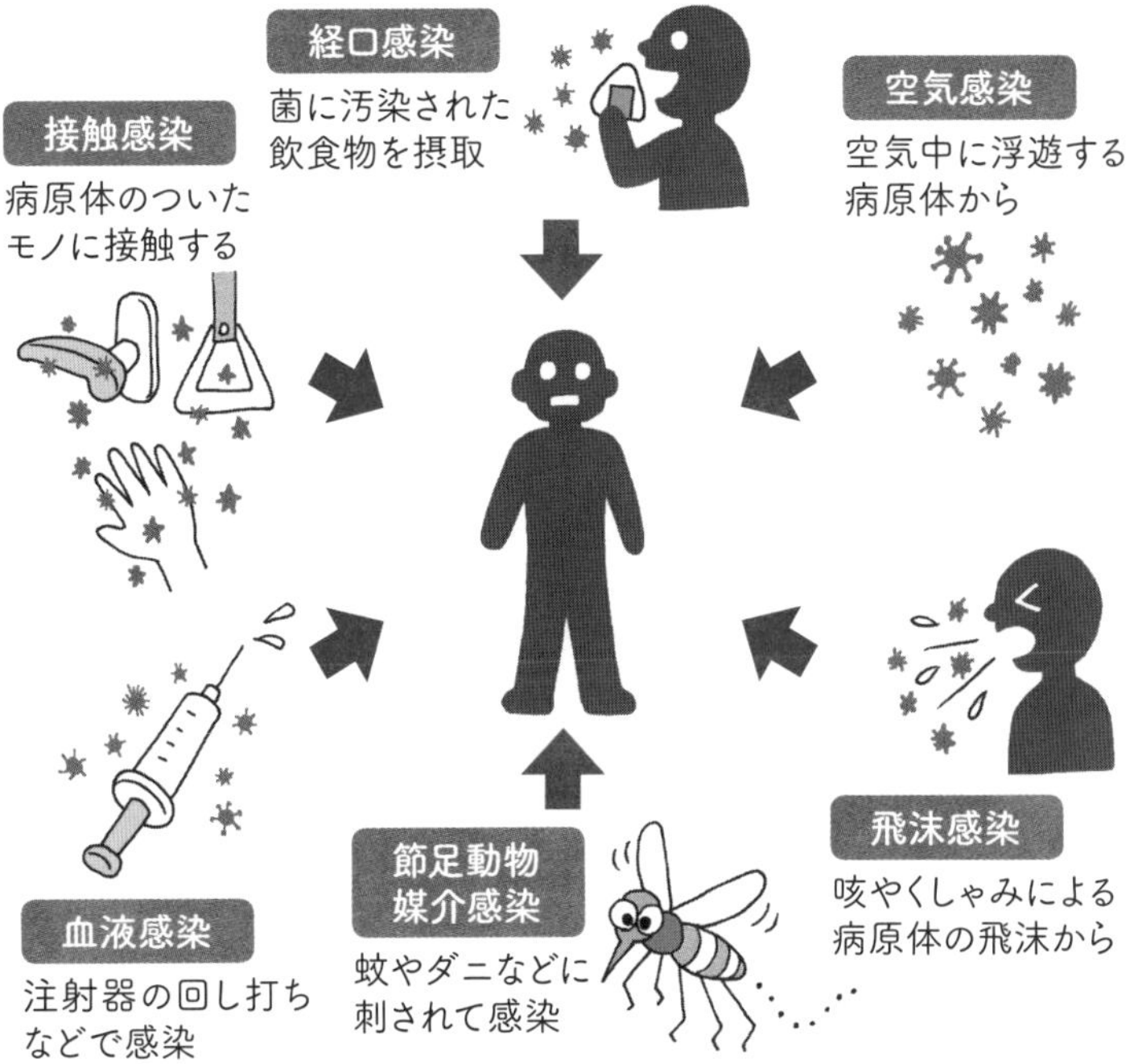
経口感染
菌に汚染された飲食物を摂取
接触感染
病原体のついたモノに接触する
空気感染
空気中に浮遊する病原体から
血液感染
注射器の回し打ちなどで感染
節足動物媒介感染
蚊やダニなどに刺されて感染
飛沫感染
咳やくしゃみによる病原体の飛沫から

ただし、病原体がカラダに侵入しても、

症状が表れる場合と表れない場合とがあります。

そのカギを握るのが…**免疫力**です

感染症を防ぐには免疫力UPがカギ

私たちの体の中で、感染症にかからないよう重要な働きをしてくれる免疫。このチカラを高めるためにはどうすればいいのでしょうか。逆に言えば、**どうして免疫力が低下してしまうのか**を考えれば、答えも見えてきます。

免疫力を落としてしまう大きな原因の一つが、**自律神経の乱れ**です。自律神経には交感神経と副交感神経がありますが、交感神経の緊張が長い間にわたって続いたり、過度の緊張を強いられたりすると、自律神経の乱れで免疫システムが十分に働くことができなくなります。また低体温では、**体内の酵素がフルに活動することができなくなる**ことも、免疫力を下げてしまう要因になります。

つまり免疫力を上げるには、**自律神経をバランスの良い状態に保つこと**。なかでも副交感神経のはたらきを優位にしてリラックスした状態を作ることが大切なのです。

◉ほど良く体を温め、生活の質を高める

副交感神経は主に夜間、リラックスしているときに優位に働きます。体を回復させる神経で、内臓の機能や免疫機能を高めてくれる働きがあるのです。

「冷え」は交感神経を優位にし続け、自律神経のバランスを崩してしまいます。冷えをとり、**体を温めることで自律神経を整えるとともに、様々な酵素の働きが良くなることで免疫力が高まる**わけです。

ほかにも、バランスの良い食事や適度な運動、質の良い睡眠や休息を得ること、そしてストレスをためずにリラックスするなど、**普段の生活の質を上げる**ことが、免疫力のアップにつながります。

ほど良く体を温め、体温を上げて生活の質を高め、リラックスした生活を送ること。まずは自分自身の日頃の心がけや取り組みによって、感染症への予防ができることを強く意識してほしいと思います。難しい努力が必要なのではありません。**誰でも、感染症に強いカラダは作ることができるのです。**

◉腸を温めて免疫細胞を活性化

もう一つ、体を温めて得られる免疫力に、**「腸を温める」**ことが挙げられます。人の免疫をつかさどっているリンパ球の約7割は腸にあるともいわれ、腸は私たちの健康にとても重要な役割を果たしていることが分かってきました。

特にウイルスや細菌などの病原体を攻撃する抗体の一種であるIgAは、腸やのどに多く集まっています。理由は、食事や呼吸によって体外から侵入してくる異物に最前線で対応するためと考えていいでしょう。

そのため、これらの免疫細胞を活性化するためにも、腸を温めることがとても大切。腸のあるお腹を温めることで、**免疫細胞の数が増える**という結果もこれまで報告されています。**腸内環境を良好に保つことが**、免疫力の低下を防ぐためのポイントの一つであるといえるのです。

効果的な「温め」によって、感染症はもちろん、あらゆる病気への抵抗力となる免疫力アップに、ぜひあなたも取り組んでみてください。

免疫力ってナニ？

「免疫」とは細菌やウイルスからカラダを守ってくれる防御システムのこと。病原体が体内に入っても、免疫力が高ければ、病気になるのを防ぐことができます。

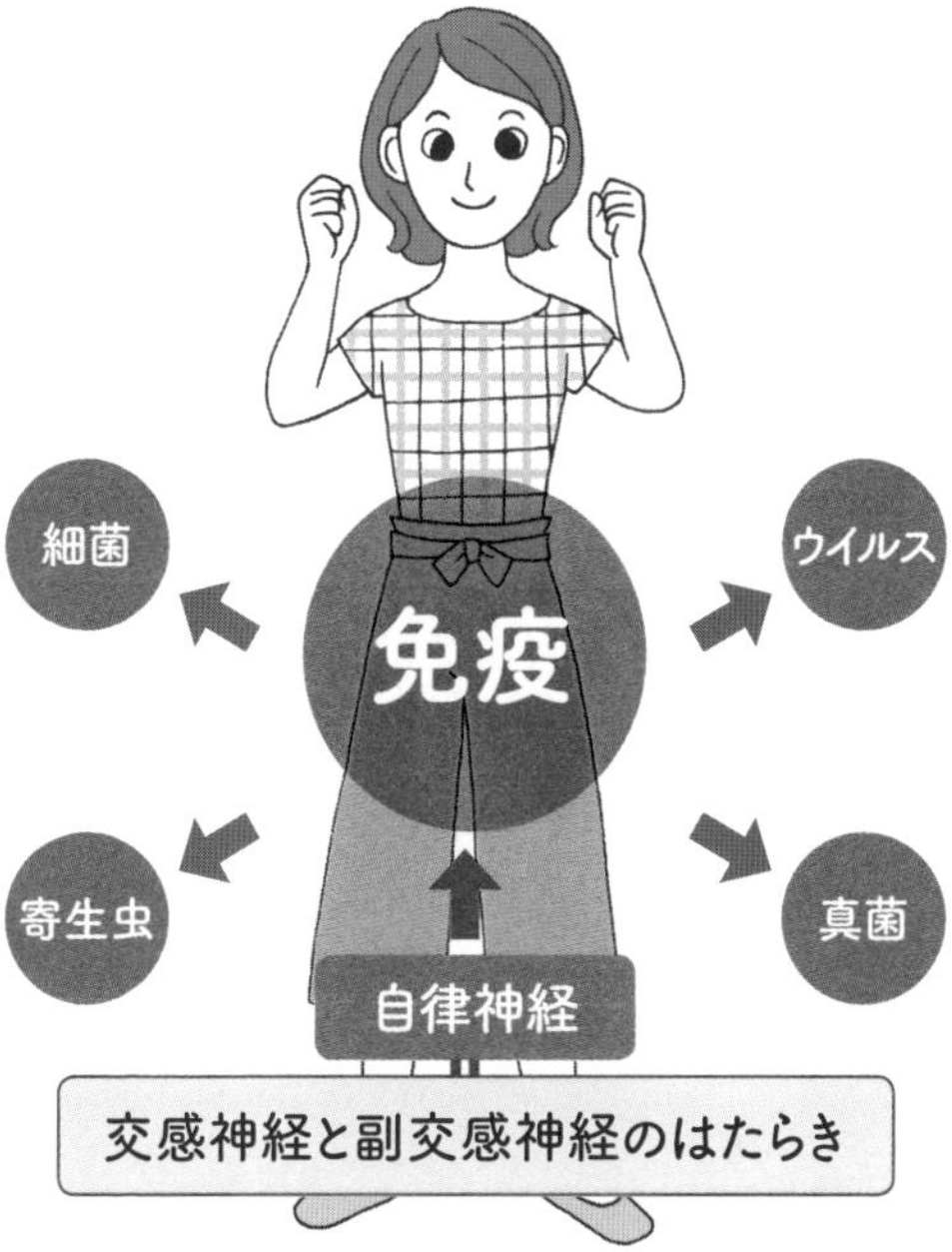

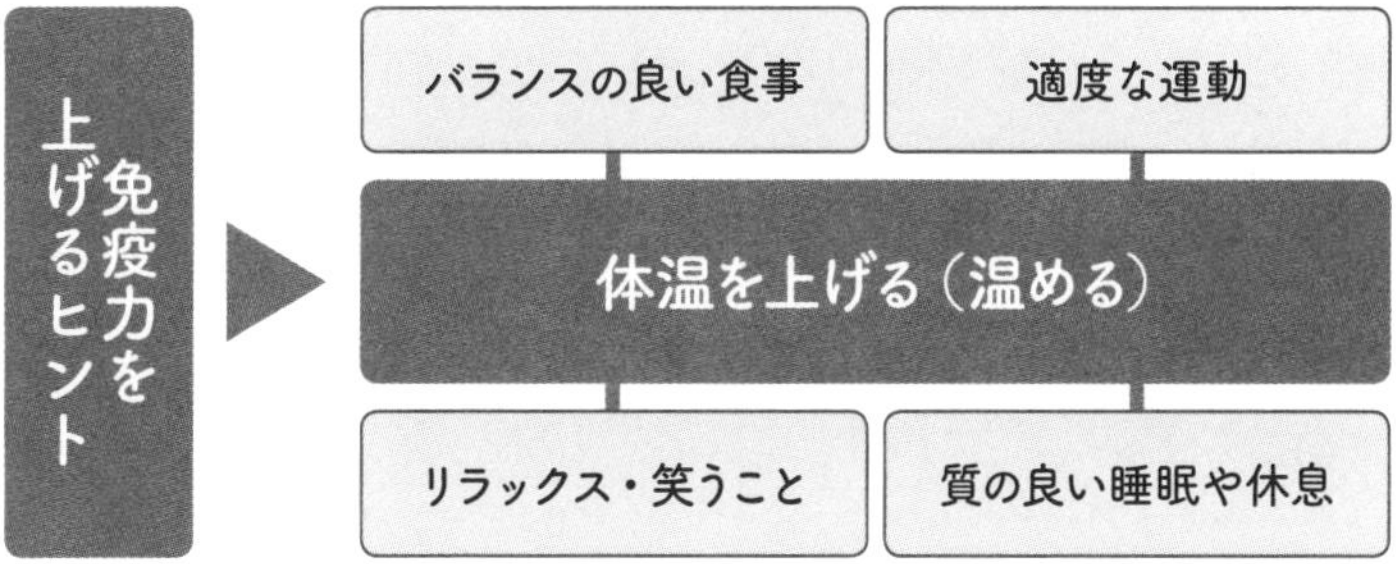

「冷えとり力」で感染症を予防する

免疫機能をアップさせるには、**効果的に体の「冷えとり」を行うことが大切です**。これを**「冷えとり力」**と位置づけて、ぜひ普段の生活の中で実践してほしいと思います。

「冷えとり力」を上げるために行うと良いことは、いくつかあります。しかも、いつでも手軽にできて、少しの根気さえあれば、誰でも簡単に続けられるものです。

その項目について、左のページで紹介しました。「体のそれぞれの部位を効果的に温めること」や「温活に良い食事の習慣をつけること」、そして「冷えない体をつくるための運動」「効果的なマッサージ」も有効です。さらに、自分ならではの「リラックス方法」を見つけるとともに、「良質の睡眠と適度な休息」を心がけましょう。これらが、普段の生活で気をつけたい、冷えとりのポイントです。**感染症を防ぐカギとなる「冷えとり力」を**、毎日の実践によって、ぜひ高めてほしいと願っています。

「冷えとり力」で免疫力アップ！

体温が下がると免疫機能が低下して、病原体がカラダに入ったときに退治できなくなります。冷えとり力で体温を上げましょう！

冷えとり力を上げるには？
普段の生活で気をつけたい「冷えとり」のポイント

●カラダの主な部位を温める

首や脚、手首やお腹などを毎日温めることで血流が促されます。重ね着やタオル、湯たんぽなどの活用もおすすめ

●温活に良い食事を心がける

飲んで＆食べて温まる、体が喜ぶ食事のメニューを取り入れることが大事。作りおきで毎日摂りたいものです

●冷えないカラダを作る運動を

簡単な筋力トレーニングやウォーキングなどで、筋肉をいつも元気にしておくことが冷えとりの大事なポイント

●効果的なマッサージで温活

手足のツボの刺激や、家の中で手軽にできるマッサージで温活効果が得られます。少しの時間で毎日続けられます

●笑いや呼吸法でリラックス

癒しの効果でストレス解消！思い思いのリラックス方法で、ゆったりと自律神経を整えることを考えましょう

●良質の睡眠と適度な休息を

睡眠や休息が足りていないと基礎代謝が低くなるため、しっかりとした睡眠は冷えを防ぐためにとても大切です

感染症〈風邪・インフルエンザ〉を防ぐ

風邪とインフルエンザは**代表的な感染症の病気**です。日本人は平均すると年に5〜6回も風邪をひくと言われ、特に冬に流行しやすいものです。

一方、インフルエンザも冬に流行するウイルスによる感染症で、風邪のウイルスと比較すると、**非常に感染力が強い**ことが知られています。風邪のウイルスは鼻水や唾液などによる**接触感染や飛沫感染**でうつりますが、インフルエンザウイルスは、乾燥や密閉などの条件がそろうと**空気感染**も起こる可能性が指摘されています。ただ、空気感染をするという証拠はまだありません。

風邪やインフルエンザの予防には、ウイルスの体内への侵入を防ぐと同時に、大事になるのはやはり**免疫力を高める**こと。日頃から体を温める習慣を身につけ、免疫機能の向上をはかりましょう。

風邪を引き起こす主なウイルス（インフルエンザを除く）

主な風邪ウイルス	主な特徴
ライノウイルス	風邪の原因の約30～40％を占めるウイルス。秋や春に多く、主に鼻かぜを引き起こす
コロナウイルス	ライノウイルスの次に多く、主に冬に流行。鼻やのどの症状を起こす
RSウイルス	年間通じて流行するが冬に多い
アデノウイルス	冬から夏にかけて多い。プール熱の原因にもなる
エンテロウイルス	夏に流行するウイルス。風邪症状のほか下痢を起こすことも
パラインフルエンザウイルス	鼻やのどの風邪を起こすウイルス

インフルエンザによる死亡者数

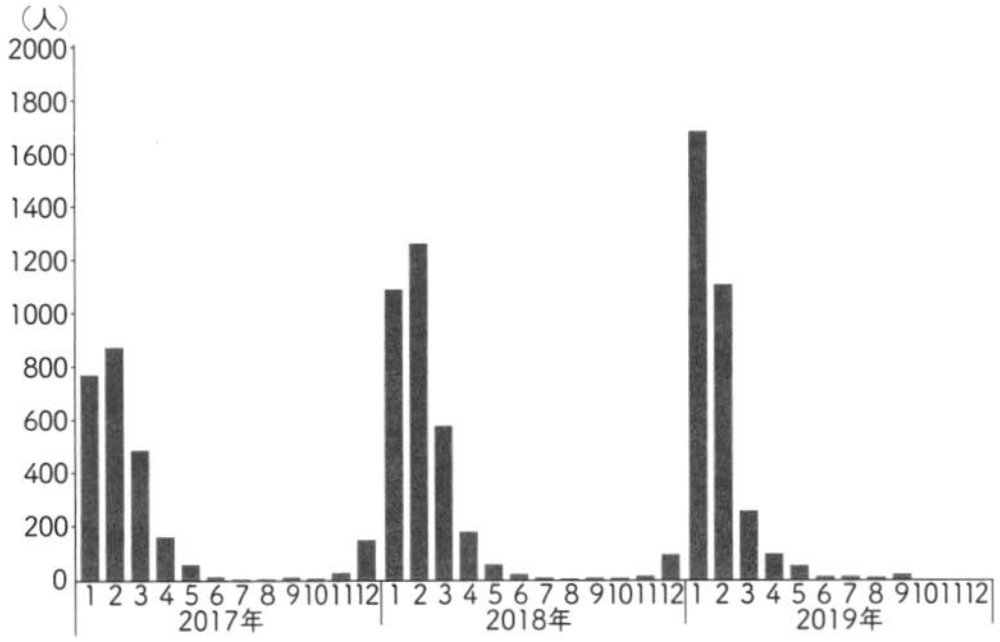

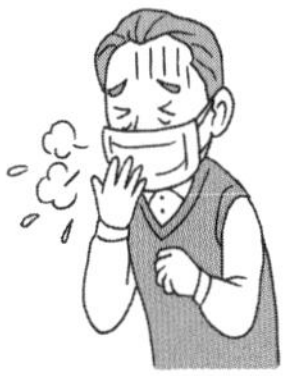

インフルエンザで亡くなる人が多いのは、毎年1～3月。季節が暖かくなると一気に収束していく

（注）2019年は概数、データが得られる月まで表示
（資料）厚生労働省「人口動態統計」

▶風邪をひいてしまう直接的な原因は、体の免疫力が低下してしまうこと。風邪やインフルエンザで体調を崩さないためには「体を冷やさないこと」「乾燥対策を行うこと」が大切です。

感染症〈新型ウイルス〉を防ぐ

２０２０年に入り、世界中に広まった**新型コロナウイルス感染症**。日本も含め、世界各国が大混乱に陥ることになりました。多くのことが未だ解明されていない未知のウイルスであり、感染の完全な終息にはまだ（２０２０年6月現在）時間がかかりそうです。

今回の新型コロナウイルスのほかにも、近年さまざまなウイルスによる新たな感染症が世界で確認されています。２００２年に発生した**SARS（重症急性呼吸器症候群）**や、２０１２年に確認された**MERS（中東呼吸器症候群）**、また極めて高い致死率で恐れられた**エボラ出血熱**など、人類に脅威を与える新型ウイルスは数多く確認されているのです。

こうした感染症を防ぐには、やはりウイルスを体内に入れないための**徹底した感染予防**と、重症化を防ぐために体内の**免疫力を向上**させることが最も重要です。私たち一人ひとりが自覚を持ち、日頃から高い意識で注力していくことが大切といえるでしょう。

新たな脅威「新型コロナウイルス」

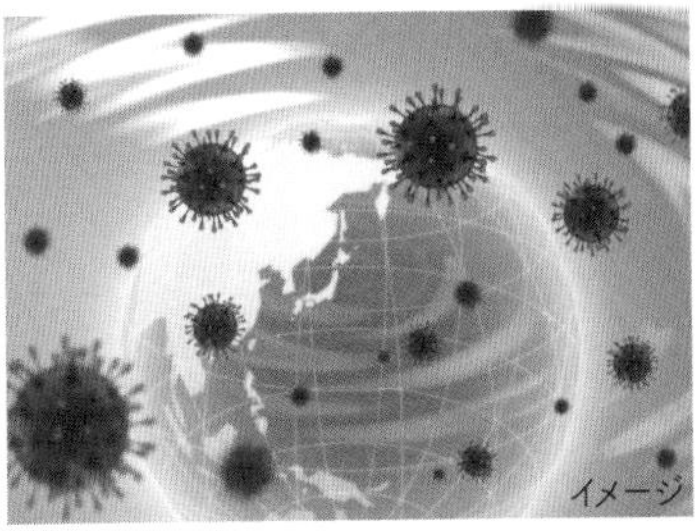

2019年12月以降、中国・湖北省武漢市を中心に発生し、短期間で全世界に広がった「新型コロナウイルス感染症」。感染は200以上の国・地域に拡大し、地球規模で膨大な被害をもたらす結果となっています。日本でも2020年1月に最初の感染者が出て以来、拡大の一途をたどることになりました。

新型コロナウイルス感染症を防ぐには？

免疫力を高めることと、手洗い・換気などの感染予防の徹底が重要です。

免疫力アップ

1. **体温を上げる**
   36.5～37度なら免疫力・代謝がともに高まる良い状態
2. **自律神経の安定**
   副交感神経が優位なリラックス状態を維持することが大切です
3. **腸内環境を整える**
   免疫細胞の7割は腸に存在。腸の状態を整えれば免疫力向上　など

徹底すべき予防法

1. **手洗い・消毒**
   接触感染を防ぐ最も重要な予防法
2. **換気・加湿**
   1時間ごとに5分程度の換気を
3. **人ゴミを避ける**
   ソーシャルディスタンスの徹底

など

▶毎日の習慣にして感染を防ぎましょう！◀

COLUMN 4

ナッツに含まれるビタミンEは免疫力アップの強い味方！

免疫力をアップさせるには、「体温を上げる」ことが大事です。また免疫力を強化する栄養素のひとつとして、「ビタミンE」が挙げられます。ビタミンEは、ヘルパーT細胞やNK細胞を活性化して、ウイルスやがん細胞などを攻撃しやすくする作用があります。つまり、がんや感染症の予防に力を発揮してくれる栄養素なのです。ビタミンEを多く含む食材としては、ピーナッツやアーモンドなどのナッツ類があります。カロリーの高さに気をつけながら、適量をいただきましょう。

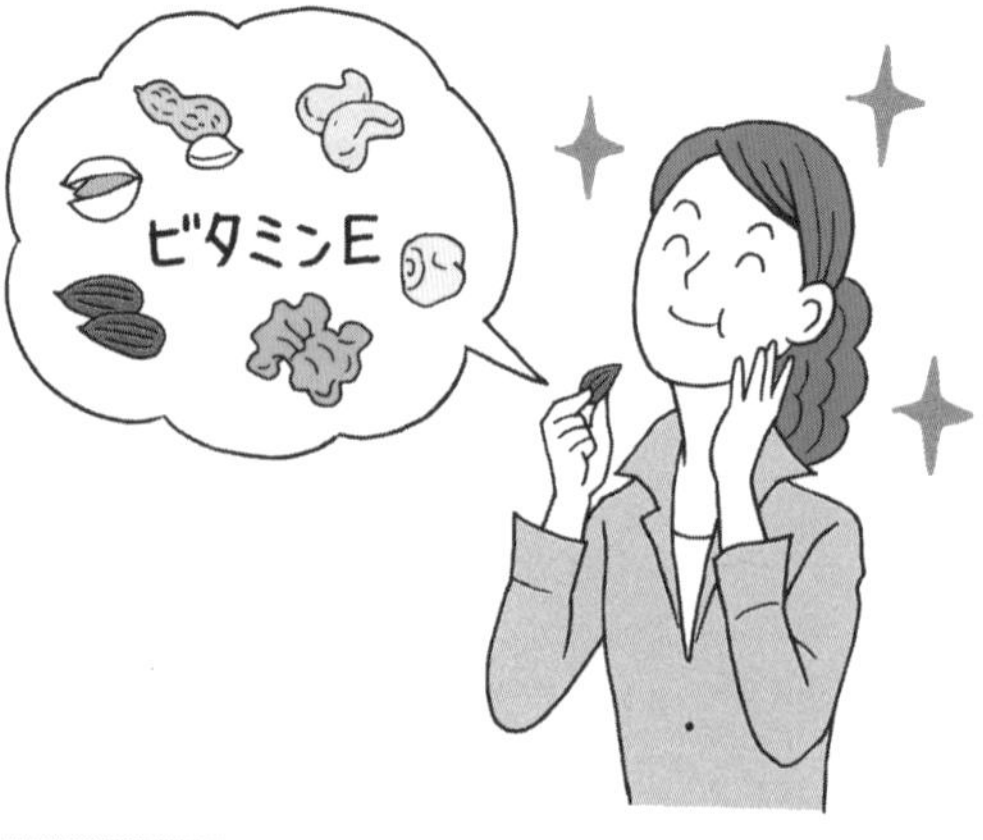

第4章

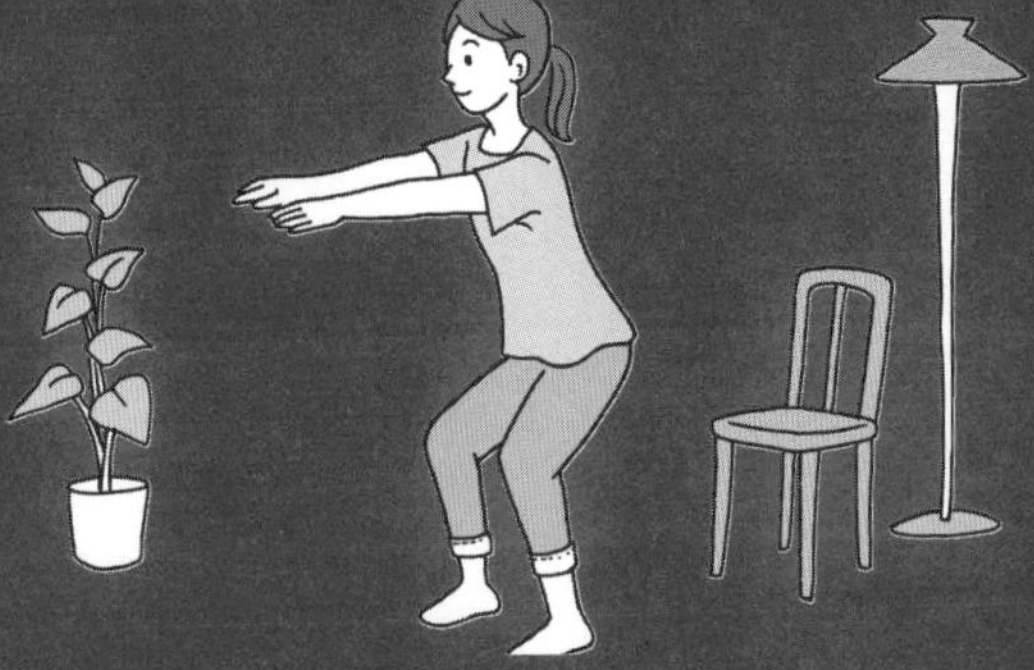

さあ、冷えを退治しよう！

毎日できるカンタン温活術

「冷え」は日常生活を改善することで、十分に克服できるもの。そして、体が「気持ちいい」ことを毎日続ければいいだけなのです。誰でもスグにできる、ココロもカラダも心地良くなる「温活術」を紹介しましょう。

手軽にできる、普段づかいの「冷えとり健康法」

普段の生活の中で、誰でもできる温活術。まず、冷えを感じるところを温めるのが基本です。自分で「冷えている」と自覚できる場所や部位があれば、それはもうかなり冷え切っている状態。蒸しタオルや足浴、湯たんぽなどですぐに温めましょう。

「冷えている」と感じる場所は直接温めることが必要ですが、**「温めポイント」**を知ってケアしていくことで、効率良く体温を上げていくことができます。日頃の冷え予防のためにも、「ここを温めると効果的」というカラダの中の温めポイントを、ぜひ知っておいてください。

ポイントとなるのは、**血管と筋肉**です。全身を流れる血液を効率よく温めるには、血流の多い動脈が皮膚に近いところを通る部位を意識すること。主には、**首や手首、足首**など「首」の名前がつく部位が挙げられます。

また筋肉には無数の毛細血管が通っていますから、大きな筋肉を温めると全身が温まりやすくなります。特に、**腰からお尻や太もも、ふくらはぎなど**、全身の筋肉の3分の2が集まっている下半身を温めると、全身の温活にとても効果的です。

◉臓器が集まる「お腹」の冷えは禁物

ほかにも、**二の腕**は比較的大きな筋肉があり、積極的に温めたい部位といえます。一方で二の腕は、脂肪がつきやすく冷えやすい場所でもあり、日頃からの温活ケアを大事にしたいところです。

そして、体の機能維持に不可欠な**「臓器」が集中するお腹**は、言うまでもなく重要な場所。冷えることで内臓の働きが弱まり、病気や体の不調に直結しますから、日頃から積極的に冷えとりを心がける必要があります。まずは服など身に付けるものや小物を上手に活用して、しっかりと温めることをおすすめします。

冷たいと感じる部位だけでなく、首や手首、足首、大きな筋肉のあるところやお腹などを日頃から温め、**全身の血流を促して冷えを解消**していきましょう。

首の冷えとり

首を温めて全身を温活

首筋や肩のこりに悩まされる…という方は、きっと少なくないでしょう。原因として、血行不良による冷えが挙げられます。

そんなときは、**首の後ろをじっくり温める**と効果的。蒸しタオルを直接当てるのもいいですし、日頃から冷やさないために、マフラーやショールなどを活用してしっかり温めましょう。

首には、体の中でも特に太い血管である頸動脈が、比較的皮膚の近くを通っており、**全身を流れる血液の「関門」**とも言えるような部位なのです。そのため、首を温めることで、カラダ全体の温活につながる効果が期待できます。

冬場の首回りの着こなしに気を付けることはもちろん、季節を通じて冷やすことのないようしっかりとケアしたい部位と言えます。

首の後ろを温める

首筋や肩のこりを感じたら、首の後ろを温めると効果的です。

蒸しタオルを上手に活用

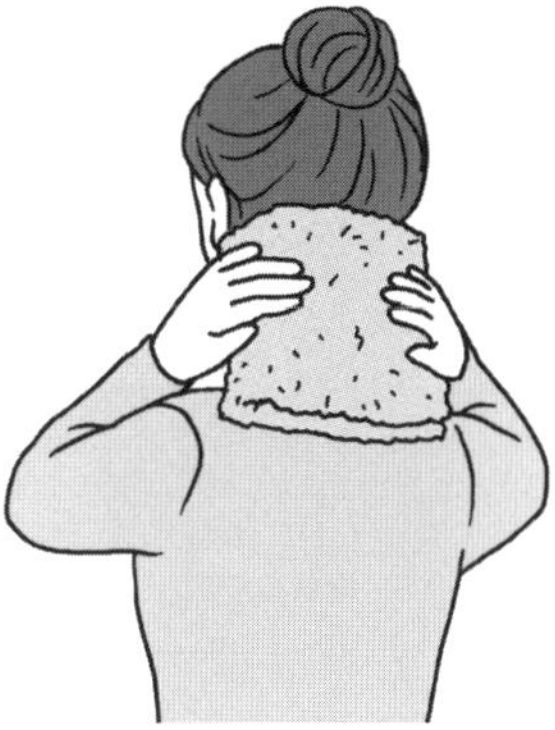

蒸しタオルを適当な大きさに折って首の後ろに当てると、蒸気と温熱の効果で素早く温まります。熱いお湯につけて絞ったものや、ぬらして絞ったタオルを電子レンジで適温に加熱してもOK。

服や小物を使って、首筋を冷やさない工夫をしましょう。

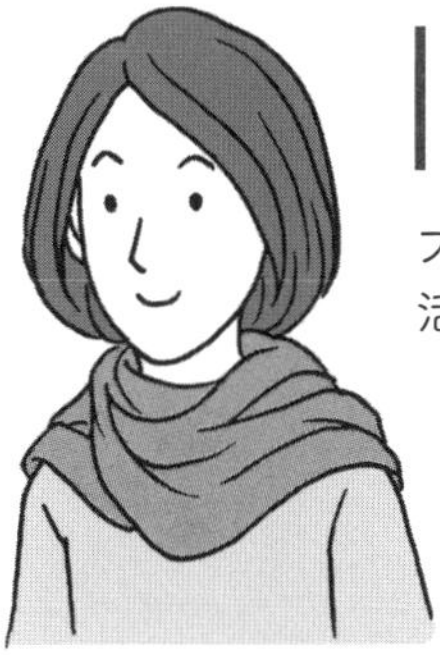

マフラーやショール、スヌードで！

ファッションに合わせてマフラーやショールなどを活用すれば、温活とおしゃれが同時に楽しめます。

タートルネックで包み込む！

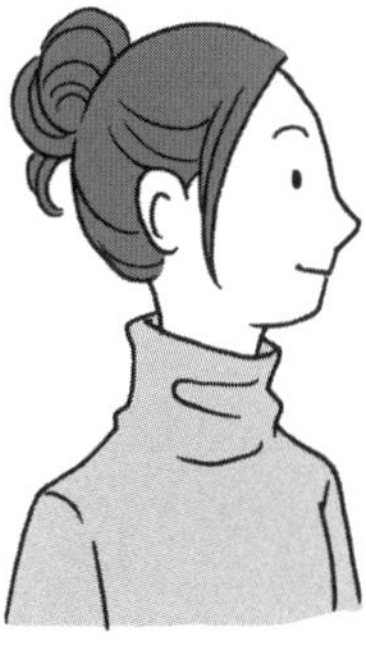

首回りの開きが広い服だと風や冷気を直接受けてしまいます。タートルネックやハイネックなら、うなじが包み込まれるので首の温めに効果的です。

脚の冷えとり①

太ももを温めよう

太ももには大きな筋肉があり、**毛細血管がたくさん通る、温めがいのある部位**といえます。ここを温めることで全身が温まるメリットがありますから、普段からしっかりと冷えとりを行いたい大事な場所なのです。

にもかかわらず、たとえば1日の中で座っている時間が長いと、お尻や太ももの裏側が圧迫されてしまい、血行不良で冷えの原因になりがち。ときどき立って体を動かすことも大事ですが、たとえば**ひざかけなどを使って温め**、冷えから守ってあげましょう。

そのときにぜひ活用してほしいのが、**「湯たんぽ」**です。お湯を入れて**熱がじっくりと体の深いところまで伝わっていく**湯たんぽは、当てた部位をほどよく温めてくれるスグレモノ。冷えとりにとても効果的なアイテムですから、温活の必需品としてぜひ手元に置いておきたいものです。

太ももの温活術

座っている時間が長いと、太ももの裏側が圧迫されて血行不良になりがちですからしっかりケアしましょう。

ひざ掛けで温める

お腹のあたりから足首あたりまでしっかり覆うのがおすすめ。太ももだけでなく、骨盤内の冷えも防げます。

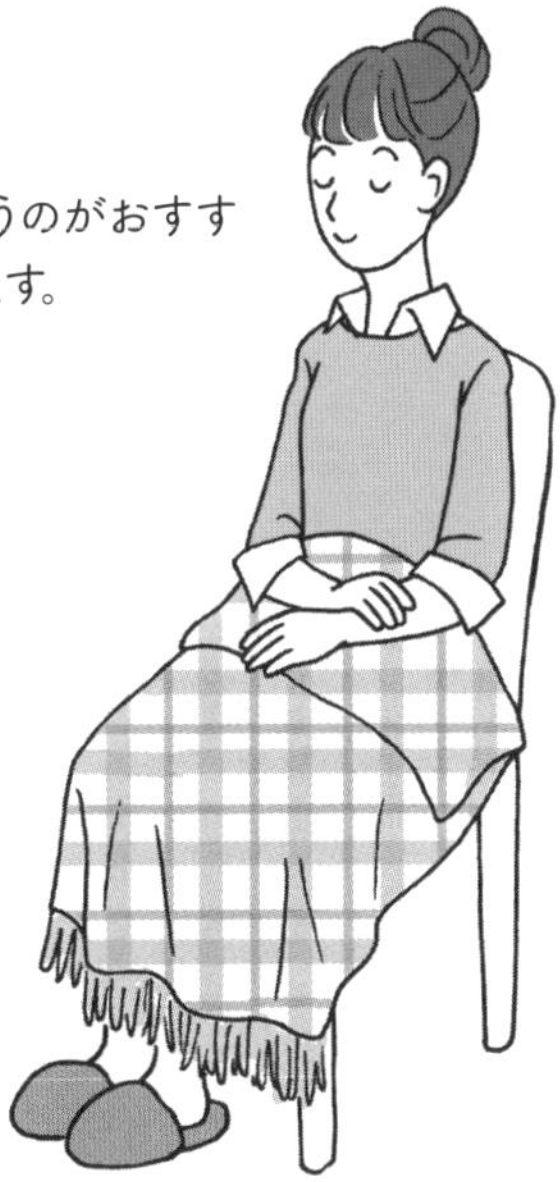

湯たんぽで温める

湯たんぽにカバーをかけて太ももを温めます。お腹やひざ近くにずらしても OK。

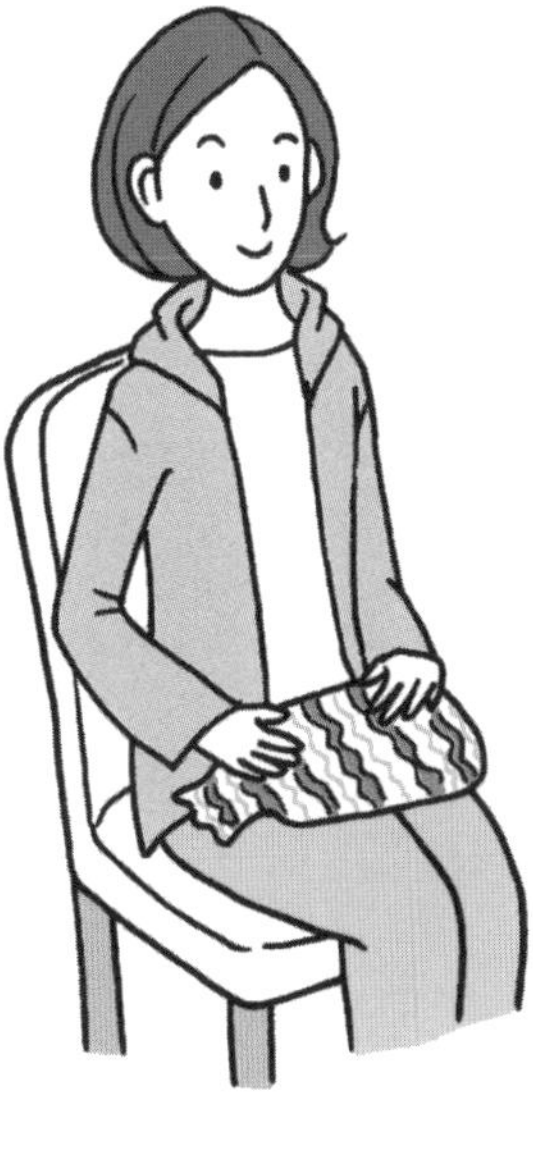

湯たんぽは冷えとりのスグレモノ！

温活アイテムとして重宝されるのが湯たんぽ。暖房器具と違って空気が乾燥せず、熱がじっくりと体の深部に伝わります

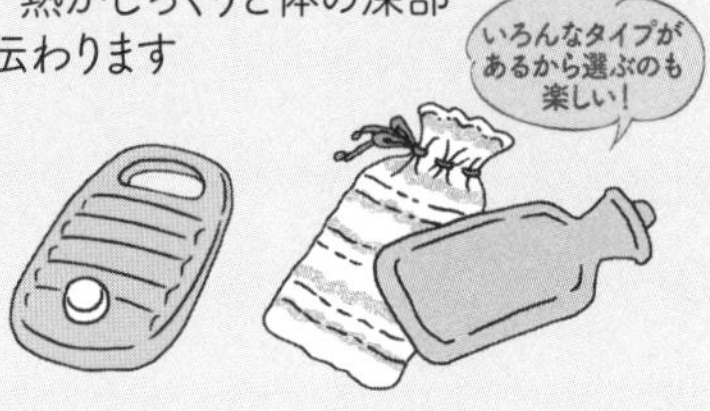

脚の冷えとり②

足先を温めよう

足先が冷たい、冷えてなかなか眠れない…といった経験のある方はきっと少なくないでしょう。**足先の冷え**は、多くの女性にとっての共通の悩みでもあります。

また足先にかぎらず体の末端が冷えがちな人は、血行が悪く、内臓の機能も落ちていて不調を感じやすいもの。それだけに、日頃から足先を温めておくことはとても大事。**足先を温めて毛細血管を広げる**ことで、足全体の血のめぐりも良くなっていきます。

足先を温めるために効果的なアイテムを一つご紹介します。それは**ドライヤー**です。ドライヤーの熱風を、足先をはじめ、足の**三陰交**《さんいんこう》というツボに徐々に近づけて温めます。熱いと感じたら離し、これを4~5回行うだけの簡単な温活です。必ず自分で行ってください。

ほかに**フットバス（足浴）**でゆっくり、じっくり温めるのもおすすめ。足先の温活を習慣にして、毎日の暮らしに取り入れていきましょう。

足先の温活術

冷えやすい足先の温活には、効果的なアイテムを使うのがおすすめ。ちょっとした工夫で足先からしっかり温めよう！

ドライヤーを使って手軽に温め！

体を芯から温めるお灸を、ドライヤーで代用できます。効果的なのが、内側のくるぶしの上にある「三陰交」というツボへの刺激。足全体が温まります。

ドライヤー温灸のポイント

ドライヤーの熱風を徐々に近づけて、熱いと感じたら離します。これを4～5回繰り返します

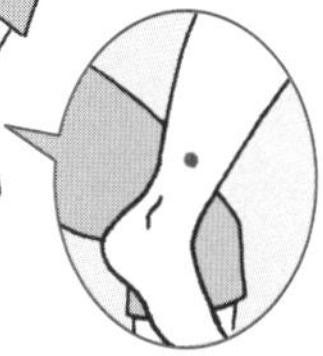

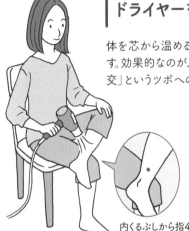

内くるぶしから指4本分くらい上にあるのが「三陰交」のツボ

靴下で温めるひと工夫

●重ね履き

2～3足をゆったり重ねて履くと効果倍増

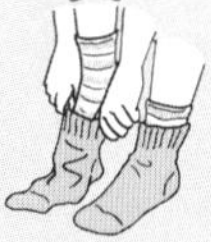

●足先にアルミホイルを

1足目のつま先をアルミホイルで包むといい

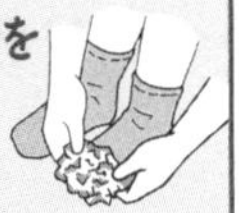

●五本指靴下

指と指の間を刺激するため血行が促進

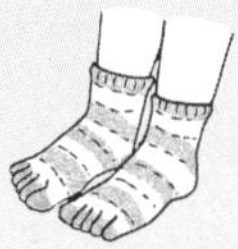

フットバスで温める！

40度前後のお湯に、足首の上まで15分程度ゆっくりつけてリラックス。

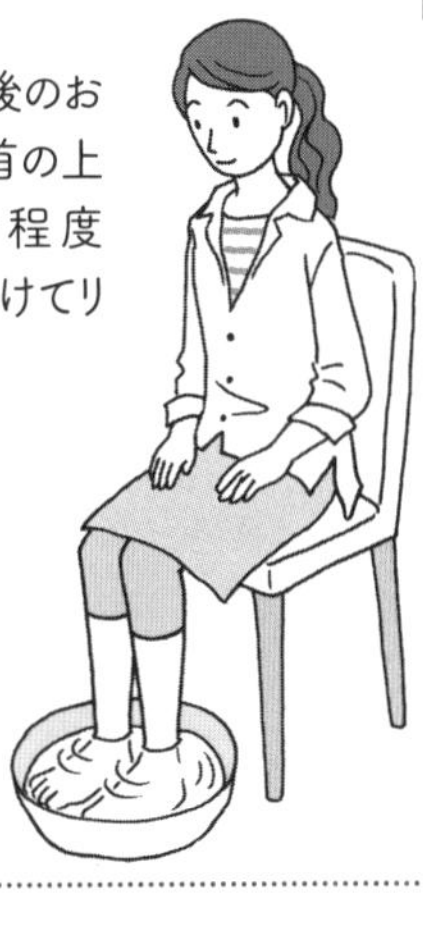

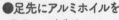

お腹の
冷えとり
①

お腹を温めて全身ポカポカ

お腹が冷えていると、手のひらでさわっただけで冷たく感じることがあります。そんなときは要注意。言うまでもなく、お腹にはカラダの**機能維持に不可欠な臓器が集中**していますから、冷えには特に神経質になる必要があるのです。食道や胃腸、肝臓や腎臓などの重要な器官が冷えてしまうと、**免疫力が落ちて病気になりやすい状態**になります。しっかりと温めて内臓を元気にしてあげましょう。

お腹を温めるために、ぜひおすすめしたいのが**「腹巻き」**です。最近は一年中使える薄手の腹巻きも登場し、アウターにほとんど影響がないことから若い女性にも人気がありま す。特にお腹が冷えやすい人は、夏でも腹巻きをすることできっと体調が良くなるはず。ほかにも、お腹をやさしくさすってあげる**「手のひら摩擦」**も手軽にできる温活ですから、ぜひ試してみてください。

腹巻きは一年中使おう！

季節にかかわらず腹巻きをすると、きっと体調がグンとアップ。腹巻きは一年中おすすめの温活グッズです。

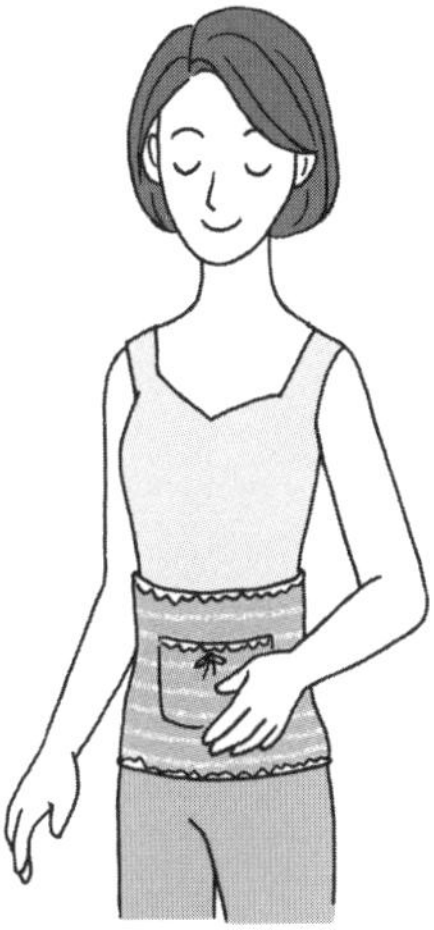

★一年中使える薄手の腹巻きを

夏の暑い時期には、通気性のいいコットン混素材の腹巻きを使うと快適！

★腹巻きはお腹だけでなく、背中や腰も温める万能グッズ！

腹巻きは背中や腰まで温かく包み込んでくれることでも利点は大きいのです。

お腹の働きを元気にする「手のひら摩擦」

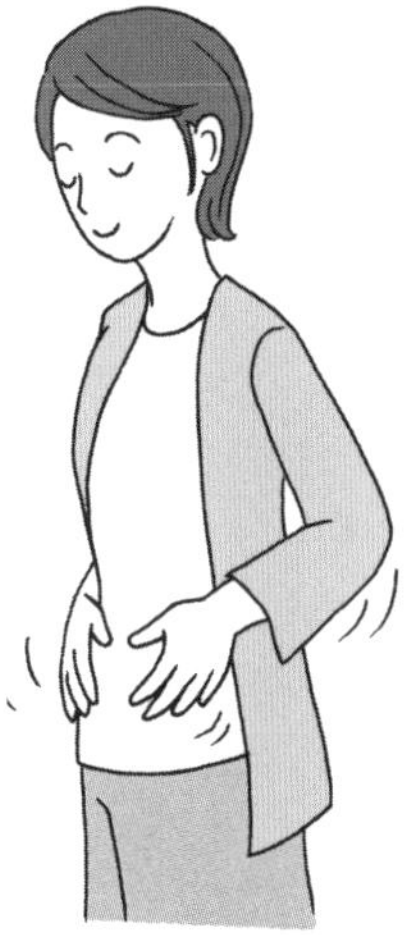

お腹が冷えたかな？と感じたら、すぐに手のひらを使って温めるのがおすすめ。両手の手のひらをそっとさすり、摩擦熱でゆるやかに温めると、お腹の様々なツボを刺激できます。

POINT！

姿勢を楽にして、もむのではなく、さするように摩擦を加えていきます。摩擦の熱と手のひらのぬくもりが心地良く感じられるはず

お腹の
冷えとり
②

お腹をカイロ&タオルで温め

お腹を効果的に温めるには、腹巻きのほかにも手軽に使えるいくつかのおすすめアイテムがあります。冬の寒いときに便利な「使い捨てカイロ」もその一つです。

衣服の上や下着に貼り付けられるものが一般的ですから、熱くなり過ぎないよう服の間に上手にはさみ込み、**季節を問わず活用する**と良いでしょう。

また、お腹が冷えたと自覚できるときに、すぐに温められるものとして「**蒸しタオル**」を使うのもおすすめです。タオルを熱いお湯につけたあとでしっかりと絞り、ポリ袋やファスナー付きの保存袋に入れてお腹に当てます。お湯がすぐにないときは、水につけて絞ったタオルを電子レンジで温めてもOKです。

また、お腹には**冷えや不調に効くたくさんのツボ**がありますから、温める際にポイントを意識しながらカイロや蒸しタオルを当ててあげるといっそう効果的でしょう。

使い捨てカイロと蒸しタオルで温活！

冬の寒い時、体を温めるために頼りになるのが使い捨てカイロ。加えて一年中使える温活アイテムとしても有効です。また蒸しタオルも、ちょっとした工夫で長時間お腹を温めることに役立ちます。

蒸しタオル

蒸しタオルはポリ袋やファスナー付き保存袋に入れて下着の上から当てると比較的長持ちします。

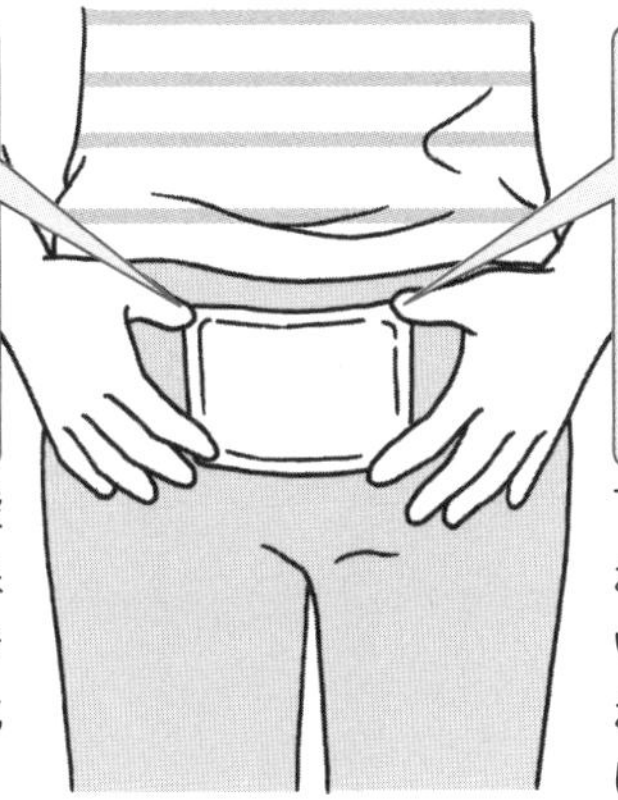

使い捨てカイロ

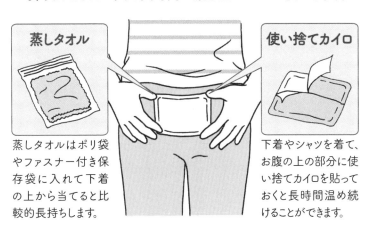

下着やシャツを着て、お腹の上の部分に使い捨てカイロを貼っておくと長時間温め続けることができます。

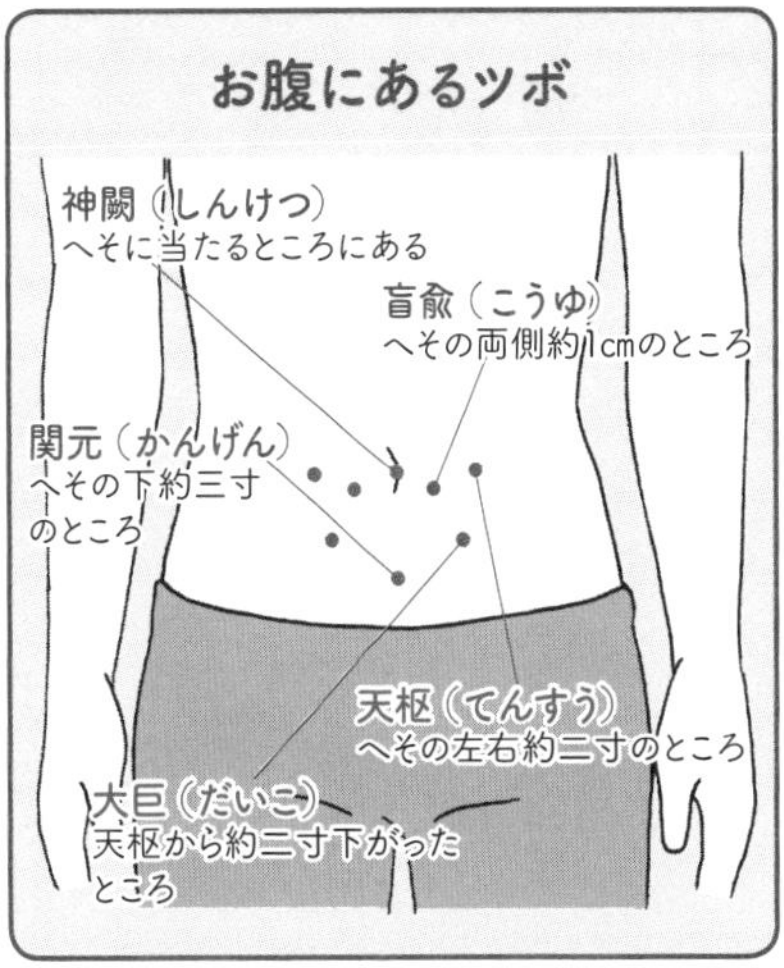
お腹にあるツボ
神闕（しんけつ）
へそに当たるところにある
肓兪（こうゆ）
へその両側約1cmのところ
関元（かんげん）
へその下約三寸
のところ
天枢（てんすう）
へその左右約二寸のところ
大巨（だいこ）
天枢から約二寸下がった
ところ

お腹のツボを知っておこう！

お腹にはたくさんの「温めると良いツボ」があります。お腹のツボは押すよりも、手のひらでそっとさすったり、摩擦で温めるといった刺激の仕方が有効です。

手と手首の冷えとり

手の冷えを手軽に防ぐ

手先の冷えを感じたら、血のめぐりが悪くなっている証拠です。体の中でも末端にある手先は、血流が悪くなるとすぐに冷たさを感じるため、**冷えを測るバロメーター**としても分かりやすい部位なのです。

また、手首は冷え対策に重要な**3つの「首」のうちの一つ**で、血液を心臓に戻していくポイントとなる大事な場所でもあります。

手と手首はどうしても外気に触れることが多いですから、日頃の生活の中でも冷えには特に注意したいもの。一方で、いつでも手軽に温めやすいところですから、いろんな工夫をしながら冷えとりを心がけましょう。

手軽な対策としては、**手袋やリストウォーマー**を身につけたり、**ペットボトルや洗面器**を上手に使って、湯たんぽやハンドバスとして活用するのもおすすめです。

手が冷たいのは血行が悪い証拠

カラダの中で最も末端にある手先は血流が悪くなるとたちまち冷えてしまいます。冷えのバロメーターとして分かりやすい部位です。

手袋とリストウォーマーで温めよう

きつすぎる手袋やリストウォーマーだと血行をさまたげてしまうので要注意。伸縮性のあるサイズの合ったものを選びましょう。指先の出る手袋なら付けたままスマートフォンの操作もできるなど便利です。

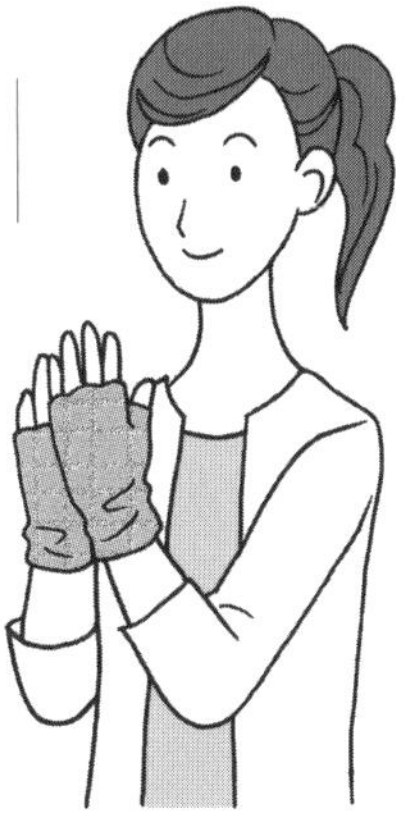

ペットボトルで賢い温活

小ぶりなペットボトルにお湯を入れれば湯たんぽ代わりに。両手で包み込むようにすると手がじっくり温まります

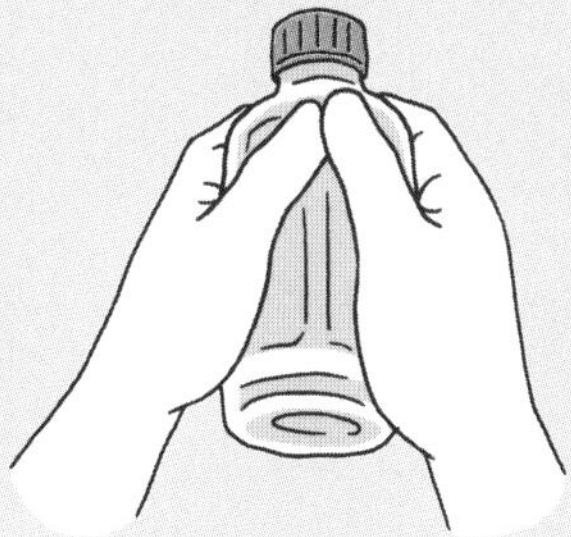

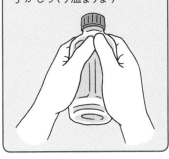

洗面器で手軽にハンドバス

手が冷えたら、洗面器に40度前後のお湯を張ってハンドバスとして活用。10分程度はつけて芯まで温まりましょう

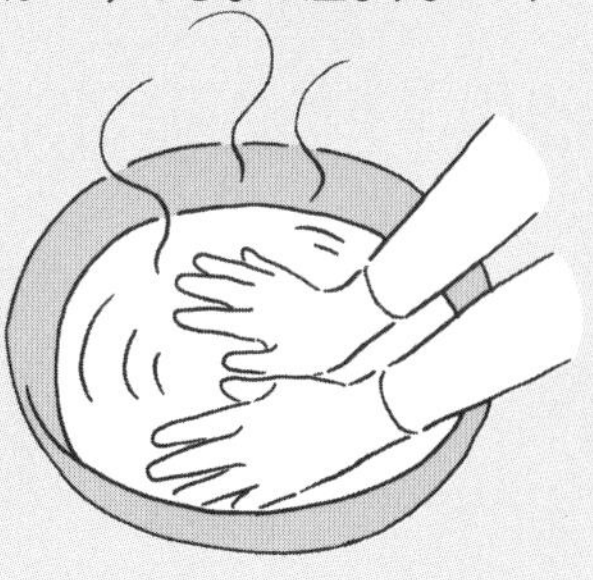

お風呂で温まる①

効果的なお風呂とは？

疲れた体を癒してくれるお風呂は、全身の温めに最適でリラックス効果も抜群。緊張していた交感神経をしずめ、**副交感神経を優位にしてくれる優れた温活法**といえます。

ただ、単にお風呂に入ればいいというものではありません。心地良く体を温めるために、ちょうど良いお湯の温度とつかる時間があり、それを意識することによって上手な温活につながるのです。入浴の際の温度は、**38〜40度の「ぬるめのお湯」**が最適。熱めのお風呂が好き…という方はちょっと物足りない、と思うかもしれませんが、**30分程度の長めの時間で全身浴**をしていれば、体は十分に温まってきます。（心臓に問題のある方は半身浴で）

ぬるめのお湯にじっくりと長くつかって体の芯まで温まることで、副交感神経が優位になって身も心もリラックスできるのです。その際は、肩までしっかりつかって全身の温活効果を高めることもお忘れなく。

お風呂の温活でリラックス！

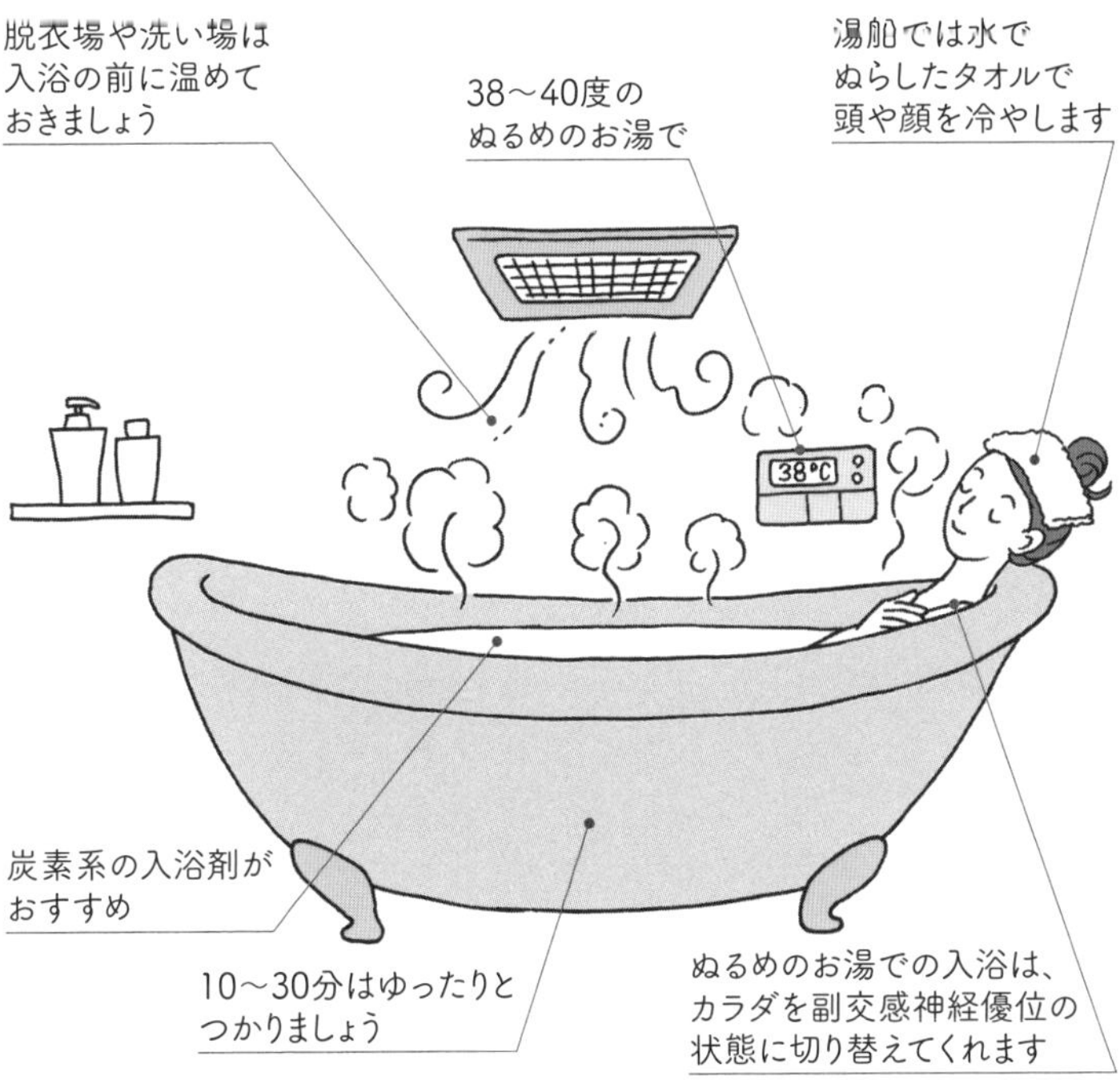
脱衣場や洗い場は
入浴の前に温めて
おきましょう
38〜40度の
ぬるめのお湯で
湯船では水で
ぬらしたタオルで
頭や顔を冷やします
38℃
炭素系の入浴剤が
おすすめ
10〜30分はゆったりと
つかりましょう
ぬるめのお湯での入浴は、
カラダを副交感神経優位の
状態に切り替えてくれます

「シャワーだけ」ではどうしてダメ？

忙しさにかまけてシャワーだけで済ましてしまう人も少なくありませんが、シャワーで温まるのは主にはカラダの表面だけ。血流が改善しませんから「冷え」は進んでしまいます。できるだけ湯船にしっかりつかりましょう。

お風呂で温まる②

入浴のチェックポイント

体を上手に温めるために、入浴のときに気をつけたいポイントは他にもいくつかあります。お風呂は、全身の冷えとりに大きな効果を発揮してくれる温活法ですから、大事な事柄をしっかりと把握して毎日入りたいもの。主なチェック要素を左のページに紹介しましたので、ぜひ参考にしてみてください。

ぬるめのお湯に、じっくりと30分以上つかって体の芯まで温めるのが理想的ですが、時間のないときは、**最低でも10分は湯船に入ってくつろぎましょう**。それ以下の短い時間では皮膚表面しか温まらず、せっかくのお風呂もメリットが少ないのです。

そのほか、**入浴のタイミングは就寝前の30分～1時間前**が理想的。上がった体温がゆるやかに下がっていくときが、眠りにつきやすい時間帯と言われています。お風呂でしっかりと体を温めたあと、元の体温に戻っていくときに眠ると良質の睡眠が得られます。

CHECK！

あなたは「お風呂」に正しく入っていますか？

□ **お湯の温度はぬるめの38 ～ 40度**
ぬるめのお湯にゆっくりつかると副交感神経の働きが刺激され、血流が良くなりしっかり温まります

□ **最低でも10分は湯船につかる**
体の深部まで十分に温めるには、最低でも10分以上は湯船につかってリラックスすることが大切

□ **肩までしっかりお湯につかろう**
全身をよく温めるには、水圧が適度な刺激になるよう肩までつかるのがおすすめです

□ **洗い場や脱衣場を温めておく**
お風呂から上がったあと、すぐに冷気に触れると交感神経が刺激されてしまい、リラックスが失われます

□ **寝る前の30分～1時間前の入浴が理想的**
入浴で体温を上げ、通常の体温までゆっくり下がっていくときに眠りにつくと、良質の睡眠が得られます

□ **入浴剤は炭素系がいい**
二酸化炭素の泡には、皮膚から吸収されて血管を拡張する働きがあります

□ **お湯につかる前に体を温めておく**
かけ湯や足湯を十分にしておくことで、湯船に入ってのぼせてしまうのを防げます

POINT！

ぬるめのお湯で、10分以上かけてしっかり温まります

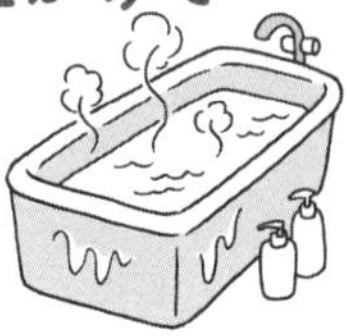

せっかくの入浴も、間違った方法で行うと逆効果です。以上の7項目を頭に入れて、ぜひ正しい温活入浴法を実践してください！

目を温める

目の疲れをとろう

1日のなかで、スマホやタブレット、パソコンを見続ける時間はいったいどれくらいでしょうか。オフィスや自宅、または電車の中で、液晶の画面とにらめっこをしながら、私たちは知らず知らずのうちに目を酷使しています。

目を使い過ぎることで、目の中の水晶体を調整する筋肉が必要以上に疲れてしまい、**眼精疲労や視力の低下**はもちろんのこと、**頭痛や肩こり、さらには冷えなどの不調**にもつながっていきます。

まずは作業や仕事の手を止めて、目を休める時間を作ること。そして使い過ぎで疲れてしまった目の筋肉をほぐすには、目とその周囲をやさしく温めてあげることが大切です。**蒸しタオルやホットアイマスク**といったアイテムを活用して、日頃から目の疲れを上手に癒していくことを心がけましょう。

目を温めて疲労回復！

パソコンやスマホとにらめっこする毎日で、目は意外なほど疲れています。緊張しがちな目の回りの筋肉を温めてリラックスしましょう。

蒸しタオルを使えば効果的！

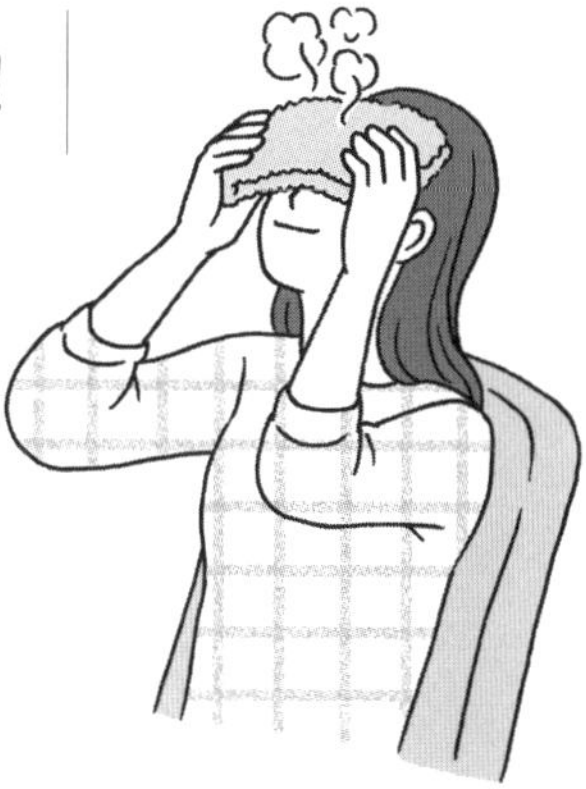

蒸しタオルは、温度と蒸気の2つの温め効果が期待できて効果的です。タオルを熱めのお湯につけて絞り、適温になったところでたたんで目の上に乗せます。固く絞ったぬれタオルをラップで包み、電子レンジで 40 秒～1分加熱したものでも OK。

ホットアイマスクを活用しよう

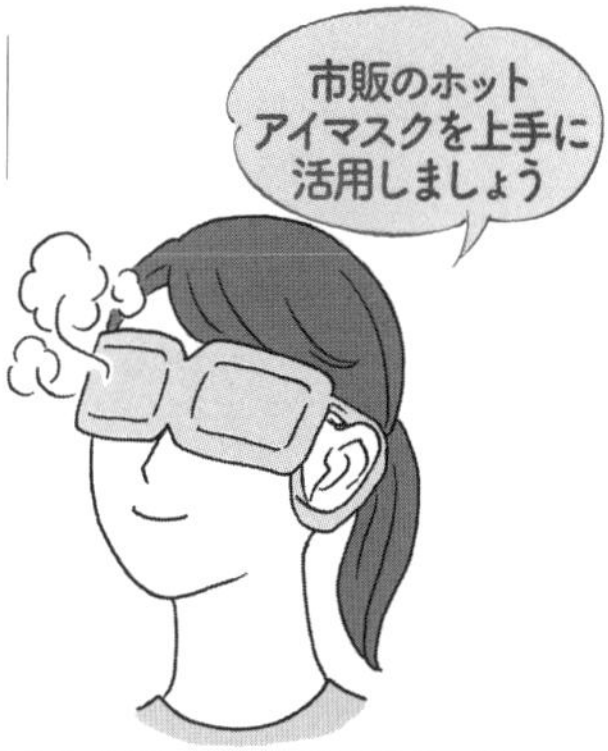
市販のホット
アイマスクを上手に
活用しましょう

蒸気でやんわり温めてくれる、ホットアイマスクも便利です。携帯もラクですから列車や車の助手席、飛行機などの移動の際にもすぐに使えてリラックスできます。

天然の小豆（あずき）に温活効果!?

小豆を布で包んで、電子レンジで加熱して使う「小豆のカイロ」もおすすめ。小豆は、中の水分が効率よく熱を吸収して、持続的な温熱効果をもたらすスグレモノなのです

飲んで
温まる
①

白湯で体温を上げる

人間は必ず水分を摂らなければ生きてはいけません。生活に欠かせない水分補給を、「温活」にむすびつける方法があります。それが、**「白湯《さゆ》」を飲む**ことです。

冷たい水を飲むのではなく、温かい白湯を体の中にゆっくりと入れる。なかでも**朝起きたあと**に白湯を1杯ほど飲むと、体がほんわか温まって効果的です。起きたばかりで、まだ動きが鈍い胃や腸に温かい白湯を流すことで、**腸管のはたらきが活発になって代謝がアップ**。体に熱が産生されて、冷えにくい体質になっていくのです。

また朝だけでなく、**毎回の食事の前に白湯を飲む**のもおすすめ。食べたものの消化を助け、代謝機能を上げるのに役立ちます。

白湯の温度は高ければ良いというのではなく、**体温より上**で、心地良く飲める温かさならOK。電子レンジで温めたもので問題ありませんから手軽に用意して習慣づけましょう。

朝起きたら1杯の白湯を

冷たい水でなく、温かい白湯で水分を摂りましょう。

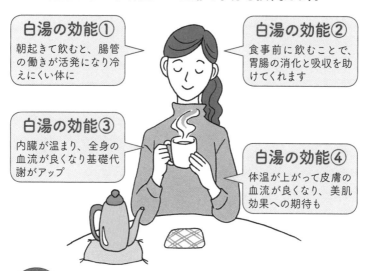

白湯の効能①
朝起きて飲むと、腸管の働きが活発になり冷えにくい体に

白湯の効能②
食事前に飲むことで、胃腸の消化と吸収を助けてくれます

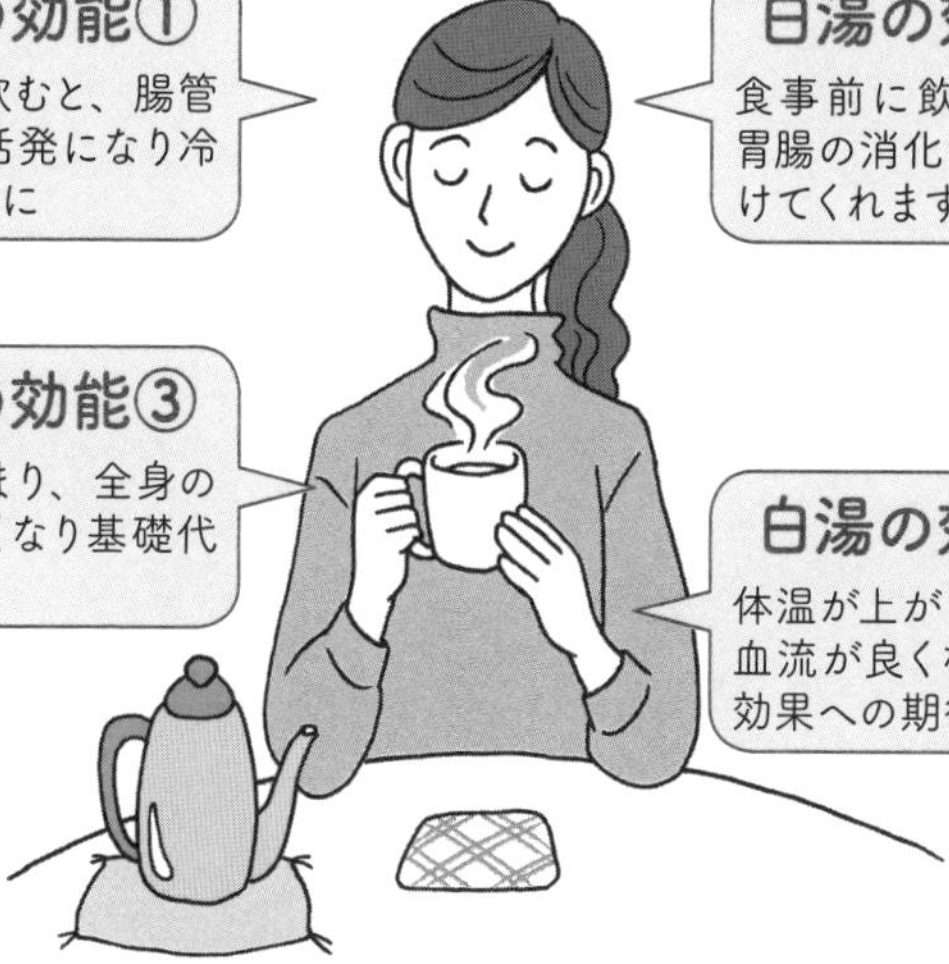

白湯の効能③
内臓が温まり、全身の血流が良くなり基礎代謝がアップ

白湯の効能④
体温が上がって皮膚の血流が良くなり、美肌効果への期待も

CHECK! 白湯の飲み方おすすめポイント

□ 朝起きたらまず飲む

起きたばかりで、まだ動きが鈍い胃や腸の動きを活発にしてくれます

□ 一度沸騰させてからさます

沸騰させることで、臭みや不純物が取り除かれて飲みやすくなります

□ 温度は体温より高ければOK

高いほどいいのではなく、体温以上の心地良く飲める温度ならOK

□ 毎日1～1.5ℓの範囲で飲むのが理想

人間の尿は、1.5ℓまでは水分と毒素を一緒に出してくれます

飲んで温まる②

しょうが湯で温める

体を温めてくれる食材として、日頃から積極的に摂りたいものの代表格が**「しょうが」**です。風邪のひき始めなどに「しょうが湯」を飲んだことのある方もおられるかもしれませんが、しょうがは**温め食材**として最も優れたものの一つといえます。

しょうがには、およそ400種類の様々な成分が含まれていますが、なかでも温活の効果が高いのが**辛み成分**です。体を芯から温めて新陳代謝を活発にして、全身の血行を良くしてくれます。同時に胃液の分泌を促して、**消化促進や食欲増進、発汗による解熱**などの効用も期待できます。

しょうがは漢方にも広く使われ、一般的に処方される漢方薬の50%以上に含まれるほどの**高い薬効のある食材**です。日頃から愛用し、上手に毎日の料理に活用していけば、きっと冷え知らずの健康な体に近づいていくことができるでしょう。

夜寝る前には「しょうが湯」を

しょうが特有の辛み成分が、滞った血のめぐりを良くしてくれます。

しょうが湯の効果的な作り方

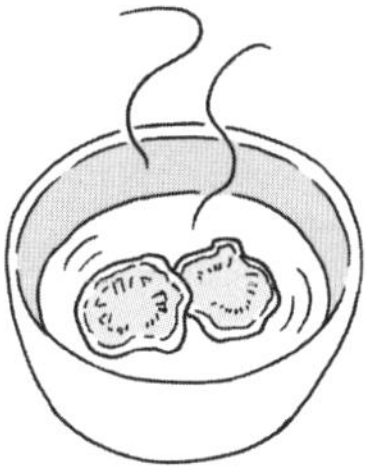

しょうがは皮のすぐ下に、薬効のもととなる香り成分が多く含まれています。効能を生かすには、皮ごと使うのがおすすめ。食感が気になる人や、皮の硬いしょうがはできるだけ薄めに皮をむくといいでしょう。

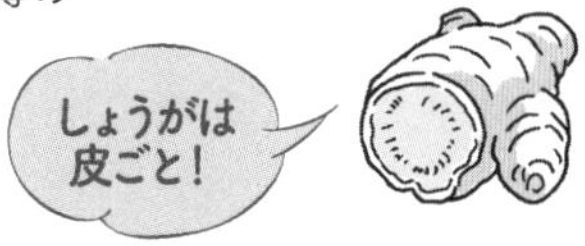

おすすめレシピ　しょうが湯を作りおきして毎日ポカポカ！

しょうがのシロップ

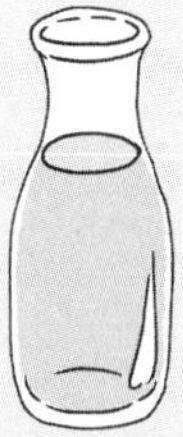

①皮付きしょうが（200g）をみじん切りにして、砂糖（200g）とともに鍋に入れ、水（2カップ）を注いで30分ほど加熱します

②火を止めてガーゼなどでこしてしぼり、しぼり汁を鍋に戻してレモン汁を加えて、ひと煮立ちさせます

③熱いうちに保存びんに移して冷蔵庫で保存します

しょうがはちみつレモン

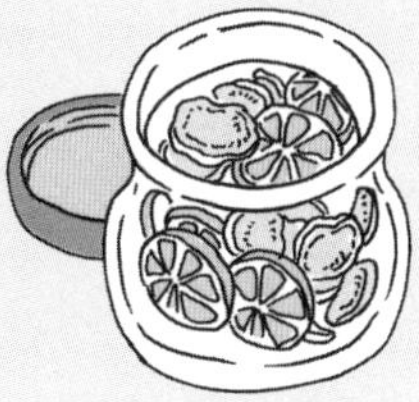

①皮付きしょうが（200 g）を薄切りにします

②レモン（1個分）は皮をむいて輪切りにします

③しょうがとレモンに、はちみつ（100 g）を混ぜて保存びんに入れます

食べて
温まる
①

体を温める食材・冷やす食材

普段何の気なしに口にしている食材の中にも、**体を温めたり冷やしたりするものがある**ことをご存じでしょうか。

現代では季節を問わず、スーパーやコンビニなどでどんな食材でも一年中手に入ります。その結果、夏の暑い時期に体に熱がこもってしまう食材や、冬の寒い季節に体をいっそう冷やしてしまう食材を口にしてしまっていることが多いのです。

食生活すべてを徹底させることはなかなか難しいかもしれませんが、「体を温める食材」と「冷やす食材」はどのようなものかを頭に入れて、毎日の食卓にちょっとした工夫を加えてみると体に良い影響を与えます。

左のページに、そうした食材の一覧を掲載しましたので、ぜひ**季節や気温に応じた料理やメニューを楽しんで**みてください。

温める食材

◆色の濃いもの（黒・赤）
かぼちゃやにんじんなどの緑黄色野菜・赤身の肉や魚、海藻・納豆や黒ごま、黒砂糖　など

◆寒い地域で獲れるもの
にら・ねぎ・かぶ・白菜・りんご・柿・れんこん　など

◆土の中に向かって育つもの
ごぼう・にんじん・いも類　など

◆水分が少ないもの
チーズ・ドライフルーツ　など

◆塩分が多いもの
みそ・しょうゆ・漬け物　など

↓

おすすめの料理は…？

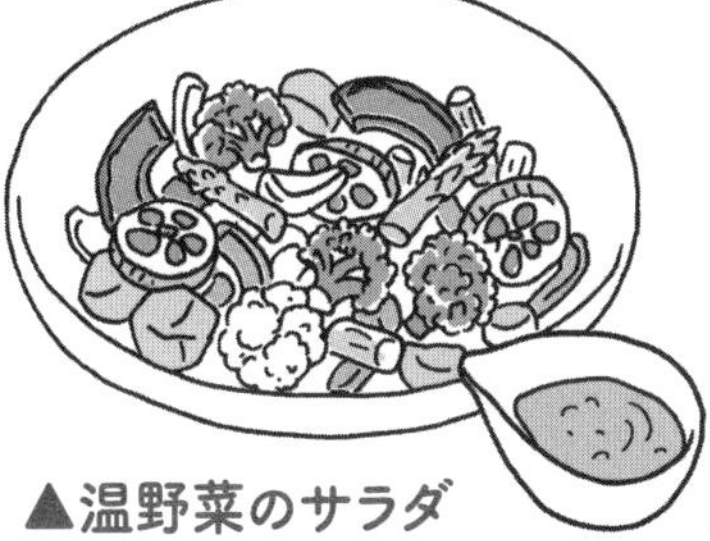

▲温野菜のサラダ
夏野菜のなすなども、ゆでて温野菜にすれば「温めメニュー」になります。

冷やす食材

◆色の薄いもの（白っぽい）
大根・もやし・牛乳・白砂糖・白米・小麦粉でできたパンや麺　など

◆水分が多いもの
すいか・メロン・パイナップル・マンゴー　など

◆暑い時期に獲れるもの
きゅうり・レタス・トマト・なす（夏野菜）　など

スパイスを加えれば温まる！
トウガラシ・こしょう・しょうが・しそ・シナモンなど、スパイスや薬味を効かせて食べるとカラダの温め効果があります

▼温め食材いっぱいの鍋！
温め食材をふんだんに入れた鍋料理は、1年を通して食べたいメニューです。

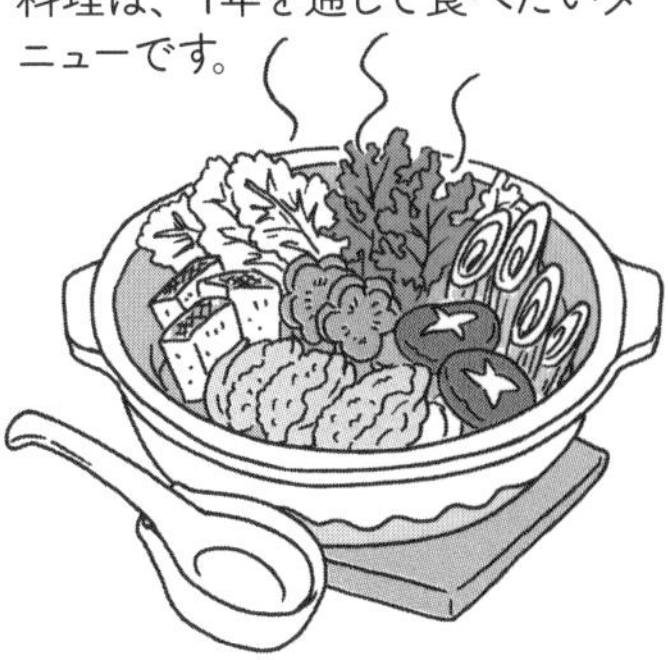

食べて温まる②

体を温める調理のコツ

前のページで「体を冷やす食材」を紹介しましたが、なにもこうした食材を、単に「摂ってはダメ」というのではありません。冷え食材にも、栄養バランスのとれたものなど体に良いものはたくさんあります。つまり、**調理法を少し工夫する**ことで、いっそう体に良い「温め食材」に変えてあげればいいのです。その方法にはいくつかありますが、大きく3つを紹介しましょう。

1つ目は、辛み成分などの**調味料や香辛料などを加えて味を濃くし**、体を温める効果を増すことです。2つ目が、しょうがやにんにくなどの**「温め食材」を加える**メニューにして、一緒に食べること。そして3つ目が、**加熱して温めた上で**体に入れてあげることです。

こうした工夫をほどこした食生活を意識して続けることで、冷え体質からの改善が進むことになりますので、ぜひお試しください。

「冷えとり調理法」のポイント

1 調味料を足して味を濃くする

たとえ「冷やす食材」でも、ちょっと工夫することで、体を温める料理やメニューに変わります。調味料や香辛料を加えて味を濃くするのがその一つ。みそや酢、コチュジャン、トウガラシや山椒などを加えてみましょう。

2 体を温める食材と一緒に食べる

調理するときに、しょうがやにんにく、にらや黒ごまなどの「温め食材」を加えて一緒に食べることで、冷えとりにつながります。

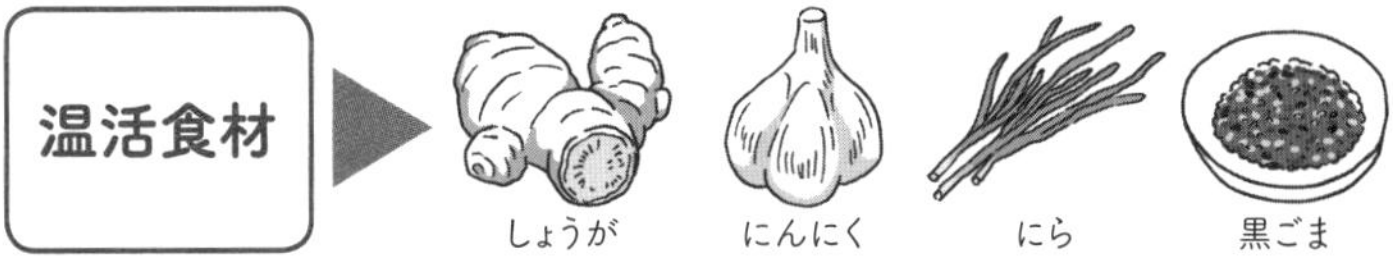
温活食材
しょうが
にんにく
にら
黒ごま

3 加熱する

体を冷やす野菜や果物は、煮たり焼いたり、スープにするなど加熱することで、冷やす性質を変えることができます。

CHECK! 朝食には「ホットスムージー」がおすすめ！

にんじんやりんご、みかんなどの温め食材をミキサーにかけるだけで手軽に作れるスムージー。栄養価も高くて食物繊維も豊富。ホットスムージーにすれば温め効果が倍増します。

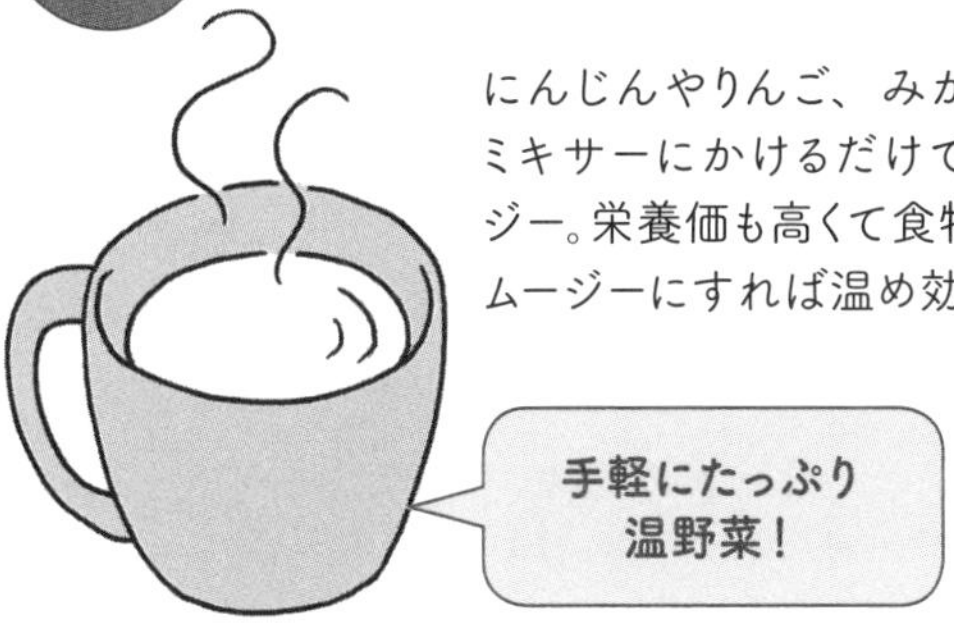
手軽にたっぷり
温野菜！

咀嚼で温める

よく噛んで食べることの効果

体を温めるには、よく噛んで食べることがとても大事です。お母さんが子どもに「よく噛んで食べなさい」と言いますが、実は消化を促すだけでなく、**体を温め、免疫力を上げて元気な体にしていく**効果もあるのです。そのメカニズムについて説明すると――。

食べ物をよく噛むと、歯肉の中の神経から脳に信号が伝わり、脳内の神経ヒスタミンの分泌が促されます。この神経ヒスタミンは、満腹中枢や交感神経を刺激して食欲を抑制するとともに、体脂肪の中でも内臓脂肪の燃焼を促して、熱を生み出します。つまり、咀嚼を十分にすることで**満腹中枢が刺激され、脂肪が燃やされて体温が上がる**――というわけです。

咀嚼は**食べ物一口につき、30回以上**が理想的。唾液と十分に混ざり合うようにしっかりと噛むことが大切です。まずは、食事の時間をしっかりととることから始めましょう。

咀嚼は一口につき30回以上が理想的

食べ物をしっかり噛んで食べることは、「冷え予防」のためにもとても大事なのをご存じですか？ よく噛むと、リラックス効果もあってストレスが軽減され、自律神経を整えることにもつながります。

▶健康のためにも冷えのためにも、食事はよく咀嚼することが大切。

▶食べ物が口腔内で唾液と十分に混じり合うように、一口につき30回以上は咀嚼することをおすすめします。

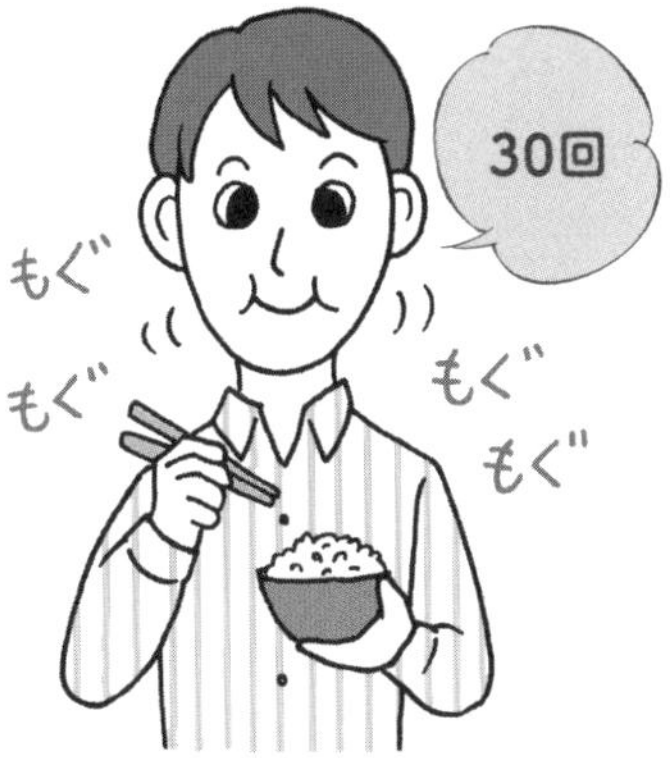

▶食べ物をよく噛むと、満腹中枢が刺激され、体脂肪が燃えて熱が生まれます。熱が生まれれば、おのずと体温は上昇、つまりカラダが温まるのです。

▶おまけに体脂肪、特に内臓脂肪が燃焼しますからダイエットにも役立ちます。

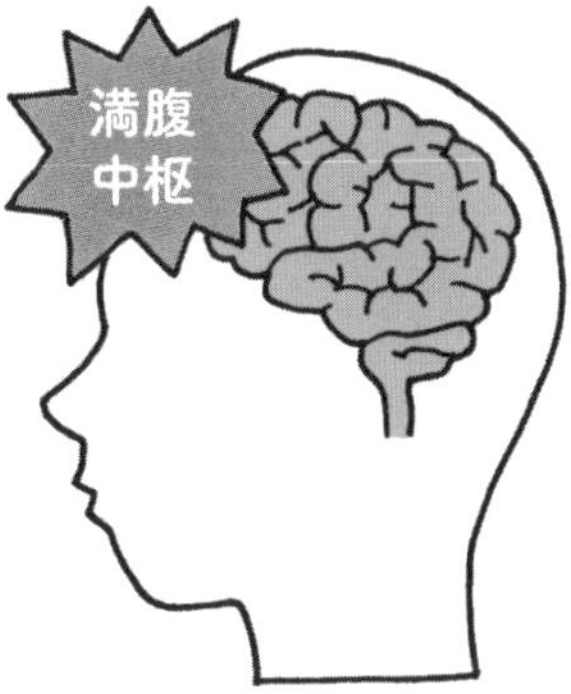

噛むと体脂肪が燃え、熱が生まれて温まる！

漢方薬で
温まる

漢方のチカラを上手に使う

漢方薬には、体を温めるものがいくつかあります。たとえば葛根湯や八味地黄丸などは多くの方が耳にしたことがあるのではないでしょうか。これらの漢方には、体を温める生薬がたくさん含まれ、**血液循環を促し、体内に滞っている余分な水分を排出してくれるはたらきがあります。**

漢方薬を活用するときに大事なことは、「**証**《しょう》」と言われる人それぞれの体質に合ったものを選ぶことです。加えて、その人の体格や体の状態などを総合的にみながら、最もふさわしいものを選ばなくてはいけません。つまり、冷えに効果のある漢方薬の組み合わせは、**個人個人に合ったオーダーメイド**であるべきなのです。

漢方薬の特徴をよく知って、東洋医学をしっかりと学ぶ医師など、専門家の指導のもとで活用すること。それが為されれば、体にとってきっと良い効果が得られるはずです。

「冷えとり」に使うとよい漢方薬

葛根湯《かっこんとう》	葛《くず》の根や麻黄《まおう》、しょうが、ナツメ、桂皮《けいひ》などの体を温める生薬が豊富に含まれ、血行や発汗を促します
八味地黄丸《はちみじおうがん》	山薬《さんやく》、附子《ぶし》などの体を温める生薬が入っています。足腰の冷えなどによく使われます
人参湯《にんじんとう》	人参《にんじん》、百朮《びゃくじゅつ》、炙甘草《しゃかんぞう》や乾姜《かんきょう》からなる漢方薬で、胃腸を温めてくれます
桂枝加苓朮附湯《けいしかりょうじゅつぶとう》	発汗や利尿効果があり、リウマチや関節痛にもよく使われます
温経湯《うんけいとう》	女性によく使われ、血行を良くし、ホルモンバランスを整える効果も
当帰芍薬散《とうきしゃくやくさん》	更年期障害やホルモンバランスの乱れに効果がある、女性に良い漢方薬
加味逍遙散《かみしょうようさん》	自律神経のバランスの乱れを整える働きがあります
桂枝茯苓丸《けいしぶくりょうがん》	生理痛や生理不順、更年期障害など女性特有の体の不調に効果があります

★冷えをとるには個人に合ったオーダーメイドの漢方薬にすべし！

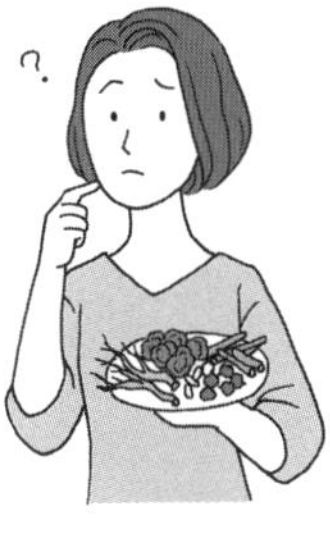

どんな冷えの症状にも効く漢方薬というものは基本的にはありません。専門家の指導のもと、自分に合った漢方薬を処方することが大事です。

歩いて温める①

10分間ウォーキングから始めよう

体を温めるには「運動」はとても大事。冷えないカラダづくりのためにも、日頃から筋肉を動かして、全身の血流を良くすることはとても大切なことなのです。

けれども、いきなり激しい運動はちょっと…という方はきっと多いでしょう。そんなときは、最初はウォーキングがおすすめ。これまでほとんど運動をしてこなかった方、運動の苦手な方には、まずは歩くことからゆっくり始めてほしいのです。

ウォーキングは1日30分程度が理想的ですが、急に体に激しい負荷をかけてしまうのはよくありません。最初は10分程度の時間からスタートするのがおすすめです。

人間の筋肉は約7割が下半身に集中していて、歩くことは下半身の筋肉を効果的に動かすことになり、温活効果も抜群です。同時に冷えの原因となりやすい脂肪を減らすことにもつながります。無理なくウォーキングを楽しみ、生活の中で習慣化させていきましょう。

最初は「10分」から気軽に開始！

10分のウォーキングなら、仕事や家事の合間を見つけながら気軽に始められます。まずはスタートすることが大事！

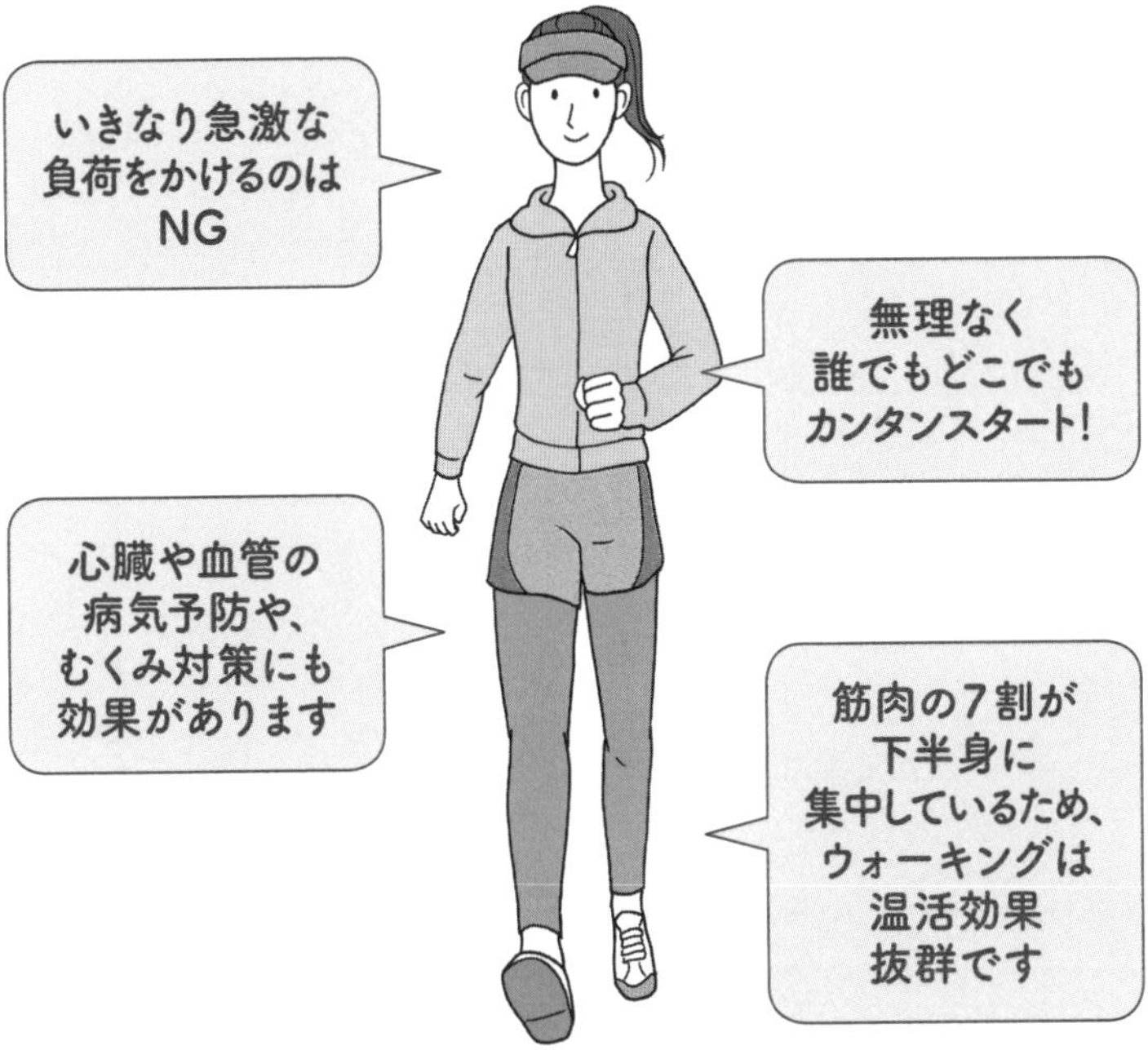
いきなり急激な
負荷をかけるのは
NG
無理なく
誰でもどこでも
カンタンスタート！
心臓や血管の
病気予防や、
むくみ対策にも
効果があります
筋肉の7割が
下半身に
集中しているため、
ウォーキングは
温活効果
抜群です

POINT！ 温活ウォーキングのポイント

- □ 最初は10分から始め、徐々に30分まで延ばす
- □ 正しいウォーキングの姿勢を保つ
- □ エレベーターは使わず、階段を利用する
- □ 坂道を積極的に歩く

歩いて温める②

正しい温活ウォーキングとは?

ウォーキングを始める上で、重要なのが**正しい姿勢やフォームで歩くこと**です。せっかくの運動も、間違った負荷が体にかかってしまってはケガや不調のもとになりかねません。日頃の習慣として長く続けてほしいからこそ、正しいウォーキングの方法をぜひ身に付けてください。

温活に効果の上がるフォームのポイントは、**つま先で蹴り出して、かかとから着地をして、しっかりと前の足に重心を移して前に進む**こと。少しきついかなと感じる、普段の1・5倍程度速い速度で、まずは正しい姿勢を意識しながら着実に歩くことが大事です。

慣れてくると自然と歩くスピードも上がってきて、**心拍数も安定**して徐々に長い距離も歩けるようになってきます。坂道を積極的に歩くなど、無理のない範囲で、より負荷のかかる歩き方にチャレンジしていくと、さらにモチベーションが上がるかもしれませんよ。

効果の上がるウォーキングの姿勢はコレ！

ひじを曲げてつま先で蹴り出し、かかとから着地をして、きちんと重心移動をするのがポイントです。

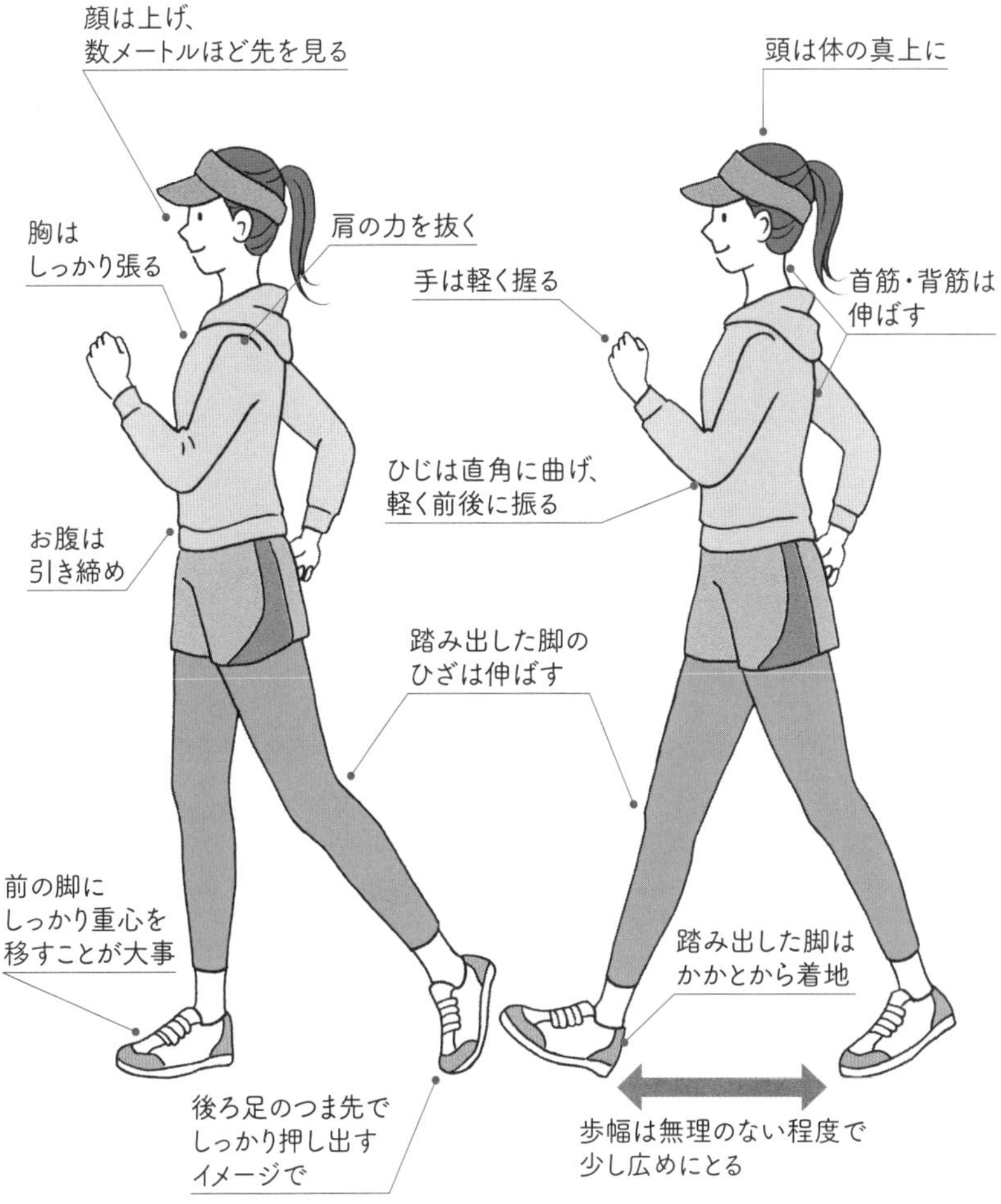
顔は上げ、
数メートルほど先を見る
胸は
しっかり張る
肩の力を抜く
お腹は
引き締め
前の脚に
しっかり重心を
移すことが大事
後ろ足のつま先で
しっかり押し出す
イメージで
頭は体の真上に
手は軽く握る
首筋・背筋は
伸ばす
ひじは直角に曲げ、
軽く前後に振る
踏み出した脚の
ひざは伸ばす
踏み出した脚は
かかとから着地
歩幅は無理のない程度で
少し広めにとる

筋トレで温める①

筋肉を増やして温活効果

冷えないカラダづくりのカギは、**筋肉**にあります。

体が冷える主な原因として、血行不良によって体内の血液循環が悪くなることが挙げられます。筋肉を活発に動かし、収縮と弛緩を繰り返すことで、全身の血のめぐりを良くしていく効果があるのです。

また筋肉には**毛細血管**が無数に通っていますから、筋肉の量が増えることで血流の量が増え、筋肉を活発に動かすことでいっそう血液の循環は良くなります。

さらに、筋肉量が増えると基礎代謝が上がることも大事な要素の一つ。**体の熱の約3割は筋肉から生じ**、温まって多くの血流が生まれることで、いっそう体は温まるわけです。

このように、筋肉は温活に対してとても重要なはたらきを持つ大事な要素。**適度な運動やトレーニング**で筋肉を活性化させ、冷えにくい体を作っていきましょう。

温活に効果がある主な筋肉とは？

筋肉に刺激を与えると血流が良くなり、体が温められます。つまり、たくさんの毛細血管が通る大きな筋肉を鍛えるほど、温活の効率が良いのです。

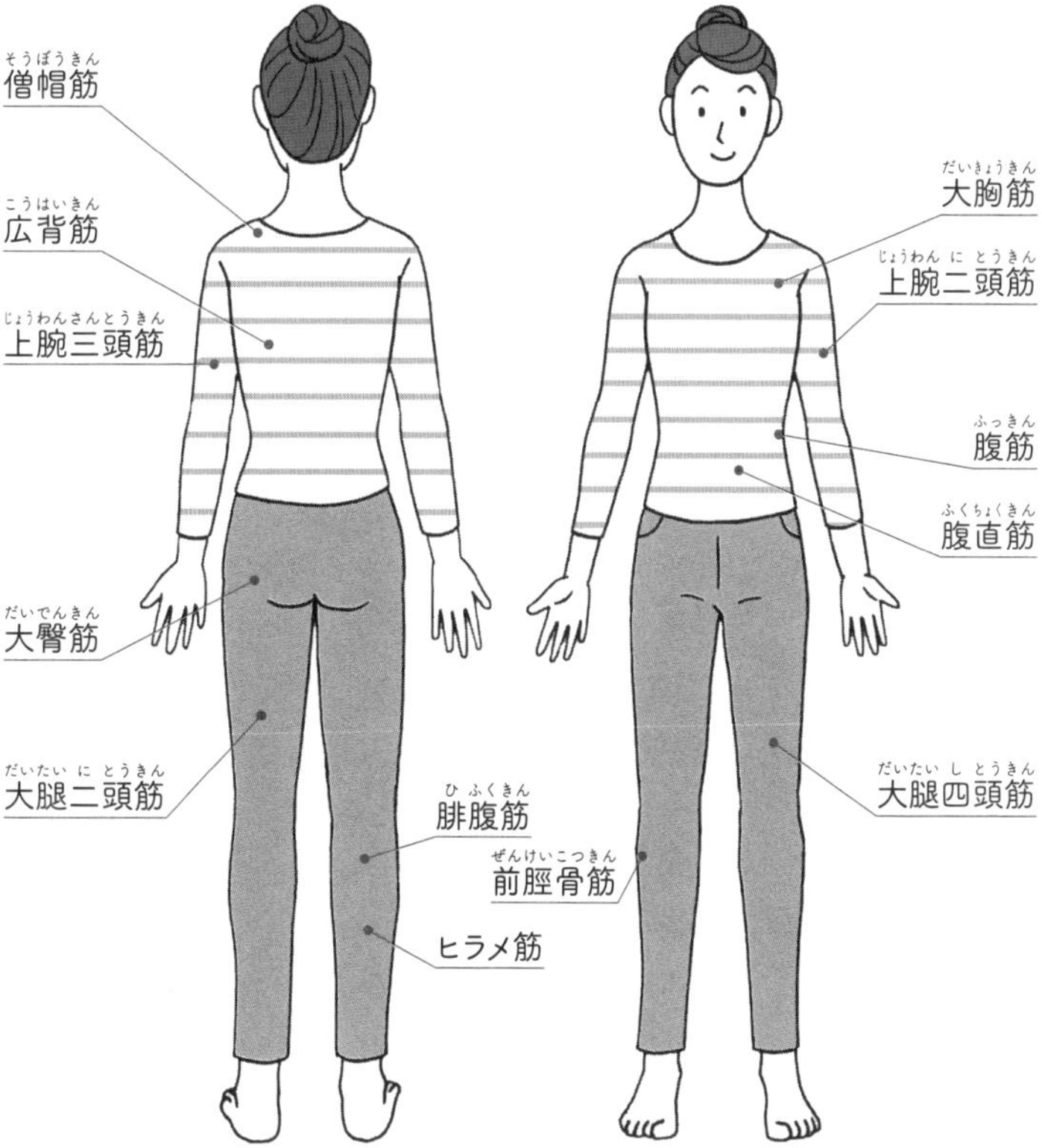
僧帽筋《そうぼうきん》
広背筋《こうはいきん》
上腕三頭筋《じょうわんさんとうきん》
大臀筋《だいでんきん》
大腿二頭筋《だいたいにとうきん》
腓腹筋《ひふくきん》
前脛骨筋《ぜんけいこつきん》
ヒラメ筋
大胸筋《だいきょうきん》
上腕二頭筋《じょうわんにとうきん》
腹筋《ふっきん》
腹直筋《ふくちょくきん》
大腿四頭筋《だいたいしとうきん》

POINT！ 腹筋や背筋、太ももや二の腕など、大きな筋肉のある部位を意識して、体を動かすことが大事です。

カンタン筋トレで温めよう

筋肉をつけたいと考えるとき、無理に「ジムやヨガ通いを始めなきゃ…」といった大きな決心をする必要などありません。まずは**自宅で誰でもできる、簡単な筋トレ**からのスタートでOKです。

筋肉の量を増やして血流を良くするには、3日坊主の運動で終わってしまったのでは意味がありません。何よりも大切なのは、習慣化させて長く続けること。「これなら時間を見つけながら続けられそう」と思える手軽なトレーニングであることが大事なのです。

時間のかからない簡単な運動でも、やっている最中はできるだけ真剣に取り組むべき。どこの筋肉を使い、刺激を与えているかを意識しながら負荷をかけ、温活に効果のある**大きな筋肉〈腹筋・太もも・二の腕など〉**や、**血行の滞りやすい部位〈首など〉**を鍛える運動を継続的に行うことが大事です。

いつでもどこでもできる、カンタン筋トレ！

ひざつき腕立て伏せ

二の腕を効果的に鍛えるトレーニング。背筋や胸筋など上半身の様々な筋肉が鍛えられます。

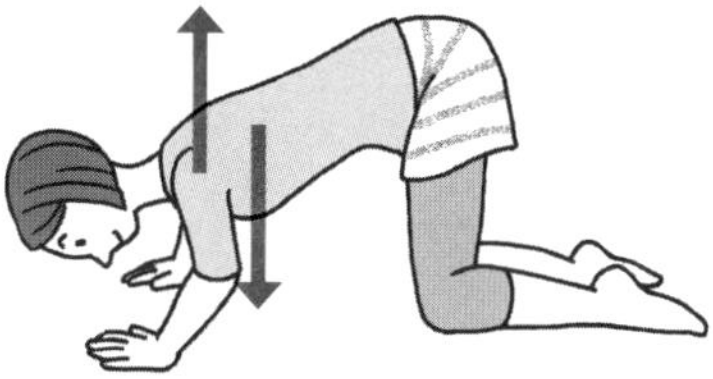

ひじを曲げてゆっくりと上半身を下げ、元に戻します。10回程度行いましょう

首押し筋トレ

首の筋肉を鍛えるトレーニング。首に力を込めて、後ろからの力に対抗して姿勢を保ちます。

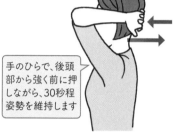

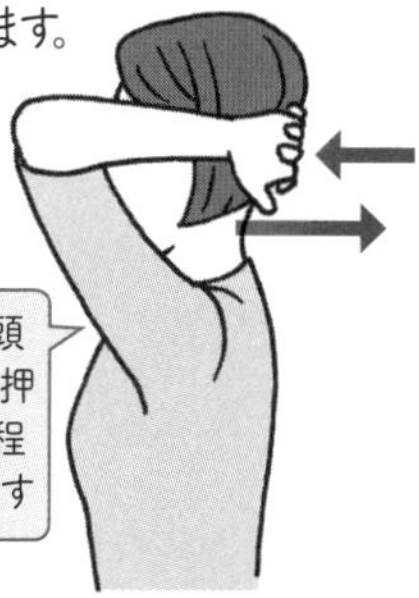

手のひらで、後頭部から強く前に押しながら、30秒程姿勢を維持します

腹筋トレーニング

脂肪がつきやすく、冷えの原因になりやすいのが腹筋。腹筋を鍛えると内臓の温めにもつながります。

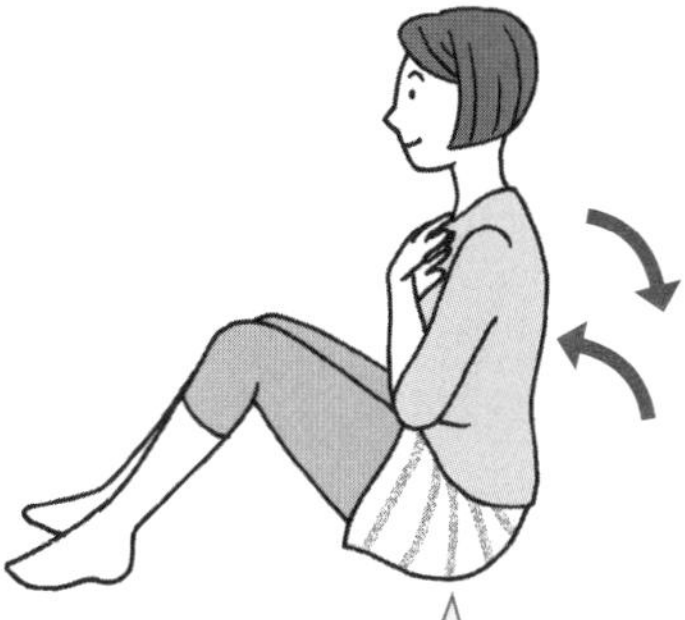

腹筋に力を入れて上体を完全に起こしたあと、ゆっくりと寝かします

しゃがみ立ち筋トレ

太ももの筋肉を鍛えるスクワットトレーニングです。お尻やふくらはぎなど脚全体も鍛えられます。

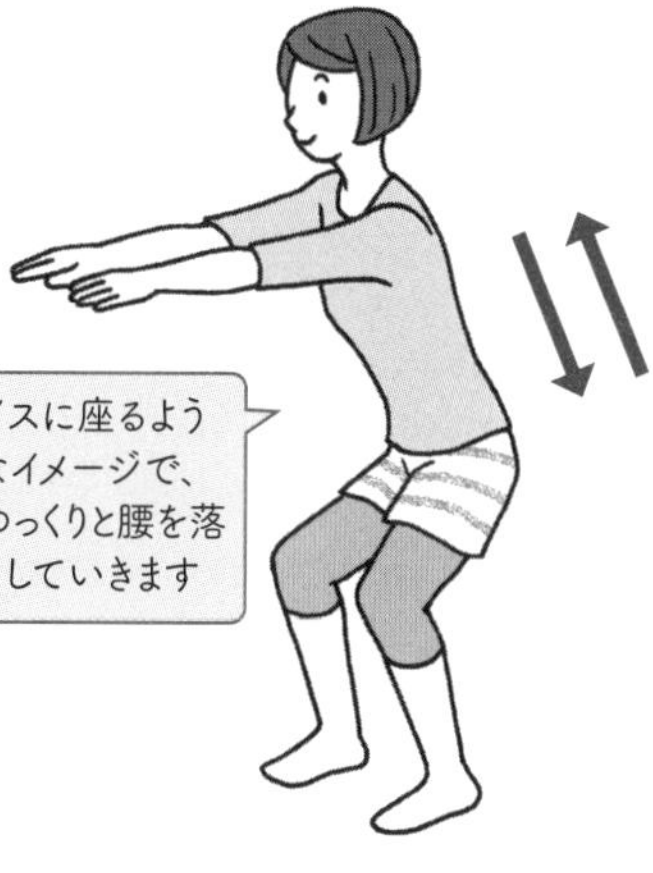

イスに座るようなイメージで、ゆっくりと腰を落としていきます

「ながら運動」で温める

家事のついでに毎日温活！

食事の支度や掃除、洗濯……家事には休みなんてありませんね。毎日忙しくカラダを動かす、実はけっこうな運動量を伴うものなのです。

それだけでも適度な運動になるとは言えますが、せっかくですから、さらに体の温活効果を上げるような工夫をほどこせば、**毎日の家事に新たなモチベーション**が生まれるかもしれません。

ごはんの支度をしながら、かかとを上げたり下げたりして下半身のトレーニングにつなげたり、掃除や洗濯でも、ちょっとした意識の持ち方次第で、腕や脚、お尻の筋肉を刺激していく要素を取り入れることができるのです。

動作を少し工夫して、筋肉の動きを意識するだけで、毎日の家事が効果的な筋トレに早変わり。ぜひあなたも試してみてください。

ごはんの支度中に

キッチンに立ちながら、ときおり「つま先立ち」をしてみましょう。かかとを上げたり下げたりするのも効果的で、ふくらはぎの筋肉が鍛えられます。

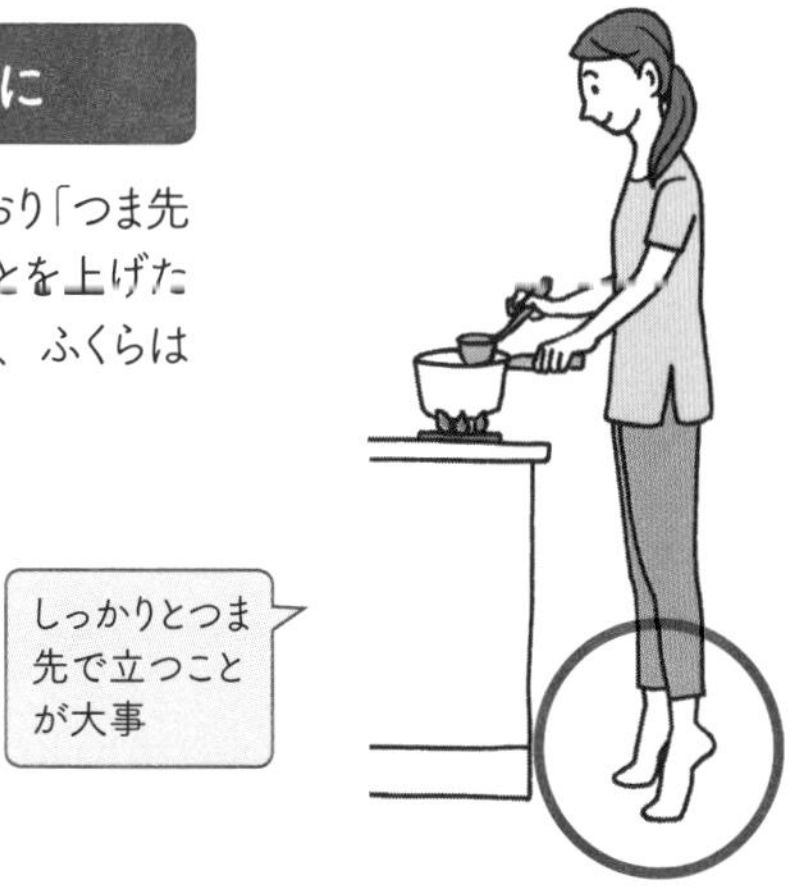
しっかりとつま先で立つことが大事

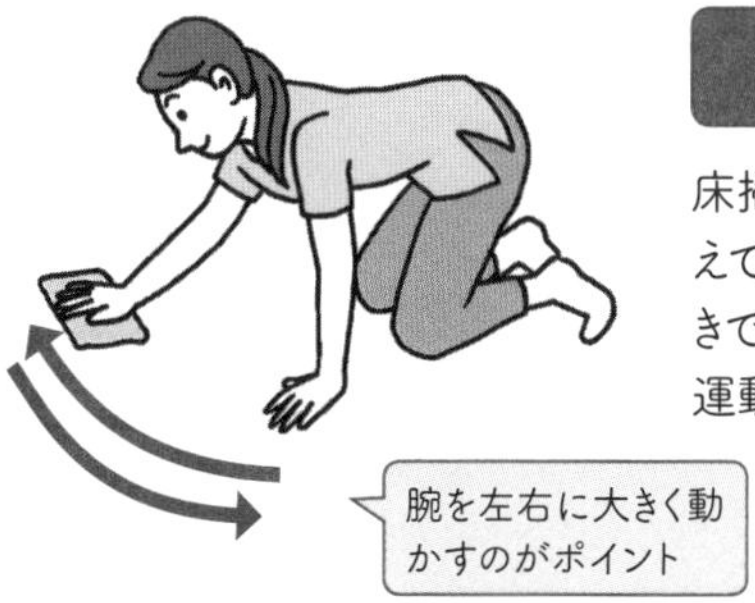
腕を左右に大きく動かすのがポイント

おそうじの途中に

床掃除をモップで済ますのではなく、あえて雑巾がけで行ってみましょう。乾ぶきでも水ぶきでも、雑巾がけはかなりの運動量を伴います。

洗濯物を干しながら

洗濯機から取り出した洗濯物を干す際に、かごに移して取り出す動作を加えることで、脚全体を鍛えるスクワットのトレーニングになります。

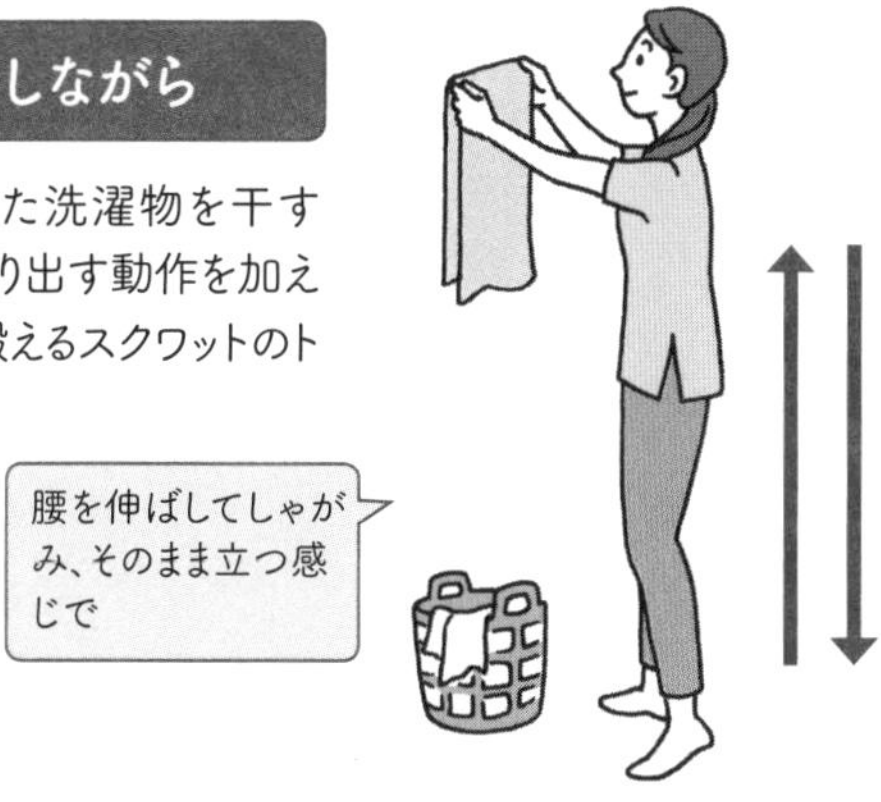
腰を伸ばしてしゃがみ、そのまま立つ感じで

体操で温める

冷えとり体操でスッキリ！

ウォーキングやトレーニングのほかに、**体操でカラダを動かす**温活方法もおすすめです。

人の体にとって、長時間じっとしていることはストレスをため込んでしまうことになり、自律神経の乱れや血流の悪化につながります。デスクワークなどでずっと同じ体勢でいると、首や肩、腰などの一定の箇所ばかりに負荷がかかり、血液の循環が悪くなり体を冷やしてしまうのです。

それを防ぐためにも、ときおり手を休め、ちょっとした体操を取り入れて体を動かしてみてください。左ページのような体操を生活の中に取り入れることで、**固まった部位をほぐし**、血流を促して体を温めることができます。

また、**体のゆがみの調整**にもつながり、全身のバランスが整っていくことで、血液のめぐりが良くなる効果も期待できます。

血行を良くするカンタン体操

肩の上下体操

普段あまり動かさない肩や肩甲骨を動かすことで血行を促し、肩こりの予防にもなります。

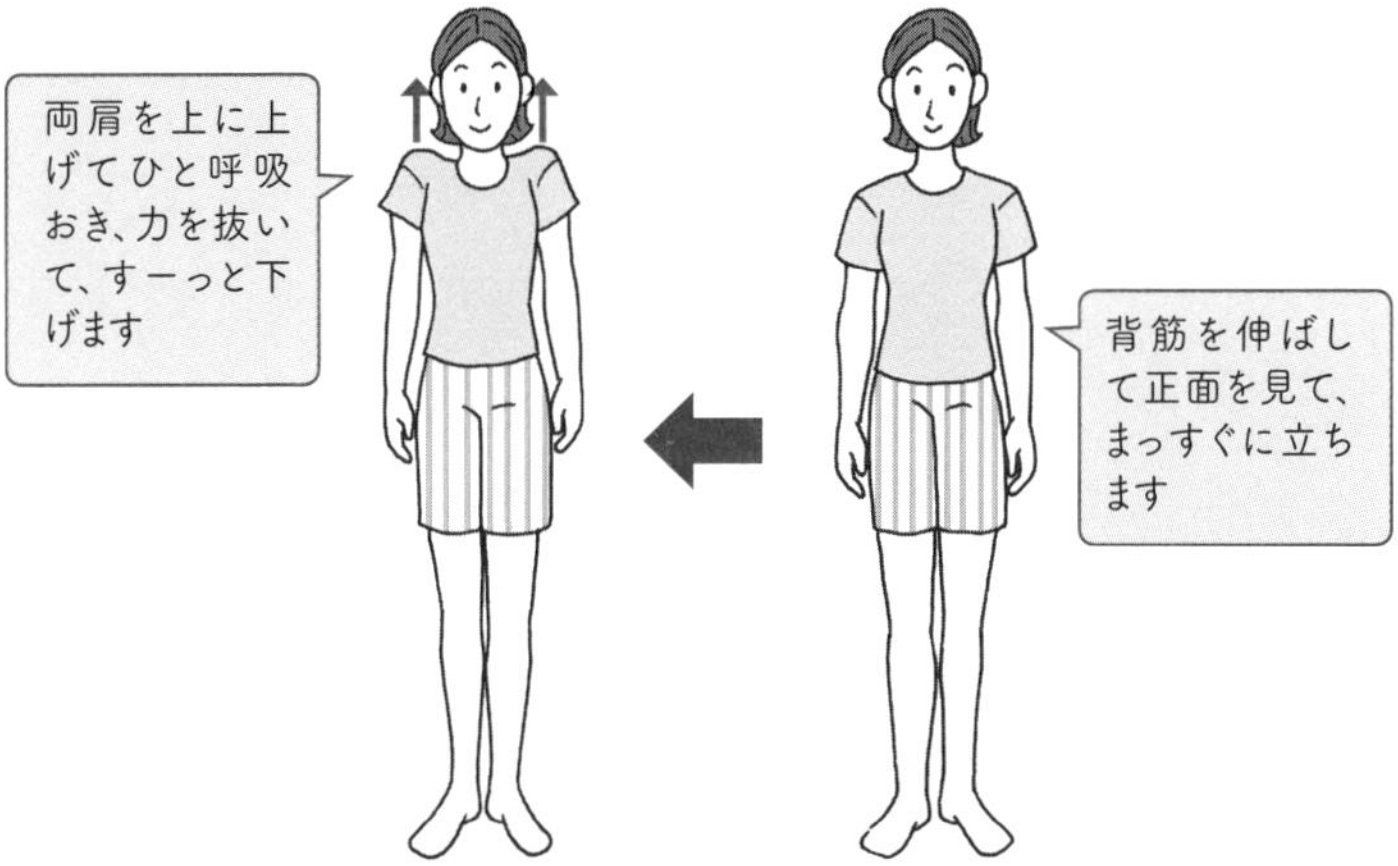
両肩を上に上げてひと呼吸おき、力を抜いて、すーっと下げます
背筋を伸ばして正面を見て、まっすぐに立ちます

脚の上下体操

脚を上下する体操で、体の左右のアンバランスを修正。ゆがみの調整につながり、血液循環を促します。

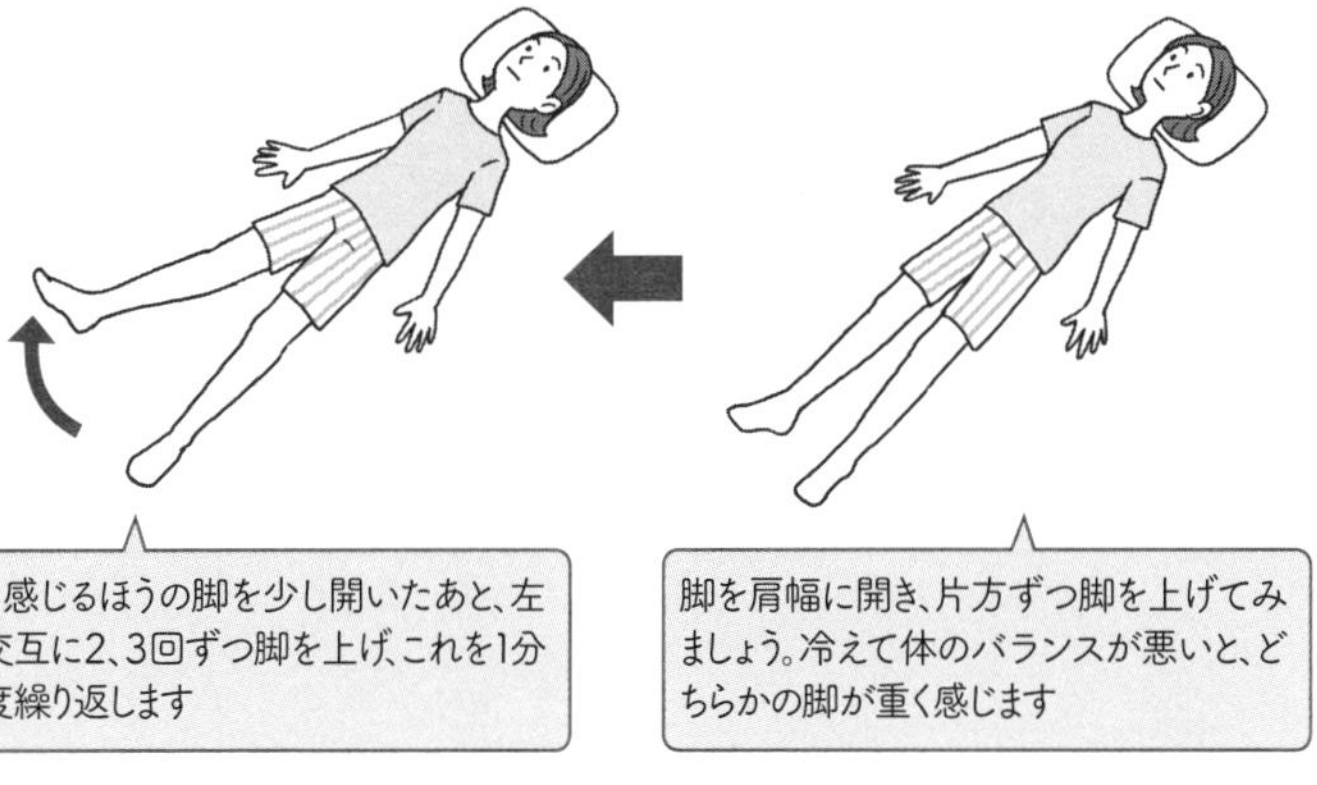
重く感じるほうの脚を少し開いたあと、左右交互に2、3回ずつ脚を上げ、これを1分程度繰り返します
脚を肩幅に開き、片方ずつ脚を上げてみましょう。冷えて体のバランスが悪いと、どちらかの脚が重く感じます

マッサージで温める

手軽にできる温活マッサージ

人間にとって、足は心臓への血流を促すポンプの役割をしていることから、「第2の心臓」ともいわれる重要な場所です。その中でも**足の裏は心臓から遠いところにあり、血流が滞りやすい部位**でもあります。靴の中に押し込められがちな足は、凝り固まって血流が悪くなりがちで、むくみや冷えなどの原因になることが多くあるのです。

それだけに足裏の血流が良くなると、全身の血行も促され、体が温まって心身ともにリラックスできます。そんな足の裏には、**身近なモノを使ったマッサージが効果的**。古雑誌やラップの芯などのコロコロマッサージで、ほど良い刺激を加えましょう。

また、長時間のデスクワークなどで固まった腰やお尻も、ときおりマッサージでほぐすことをおすすめします。タオルを腰やお尻に当てて、左右にゆするように動かすと、次第に筋肉の緊張が解けていきます。

身近なモノを使ってひと工夫

ラップの芯や古雑誌で足裏コロコロマッサージ

足裏への刺激で、滞りやすい足の血流を促します。どこの家庭にもあるちょっとした小物を使ってマッサージしましょう。

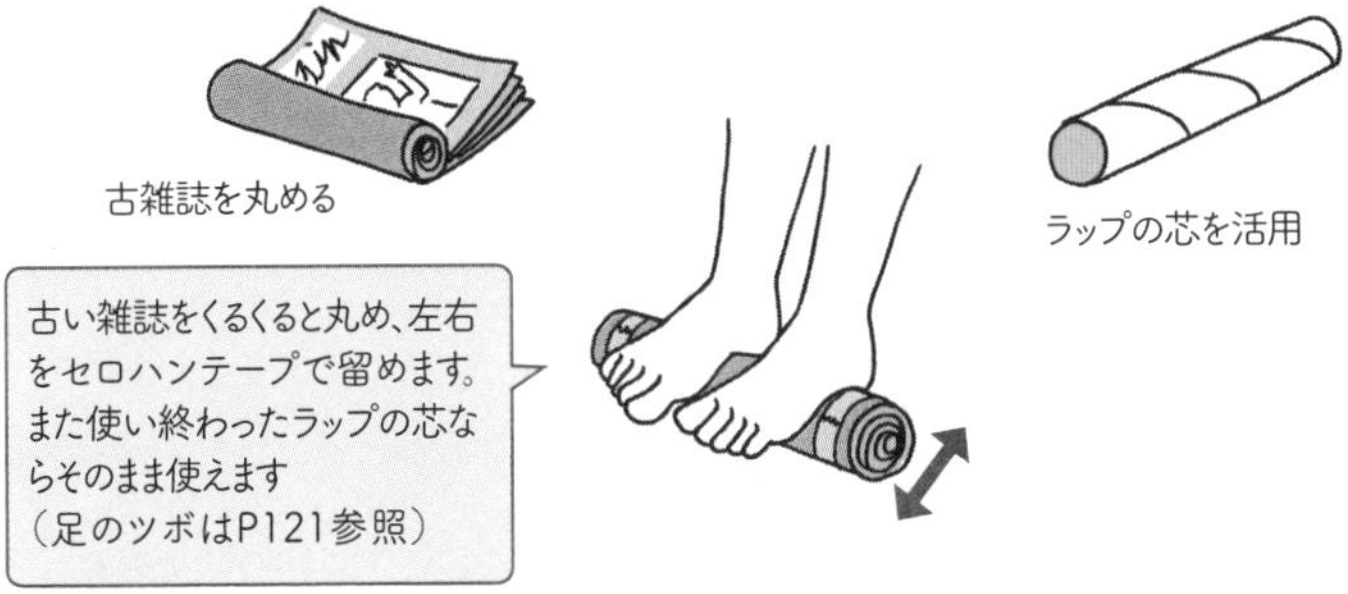
古雑誌を丸める
ラップの芯を活用
古い雑誌をくるくると丸め、左右をセロハンテープで留めます。また使い終わったラップの芯ならそのまま使えます
（足のツボはP121参照）

タオルを使ってお尻と腰のマッサージ

長時間座り続けたあとなどは、腰やお尻の筋肉をほぐして、血流の滞りを解消することが大切です。

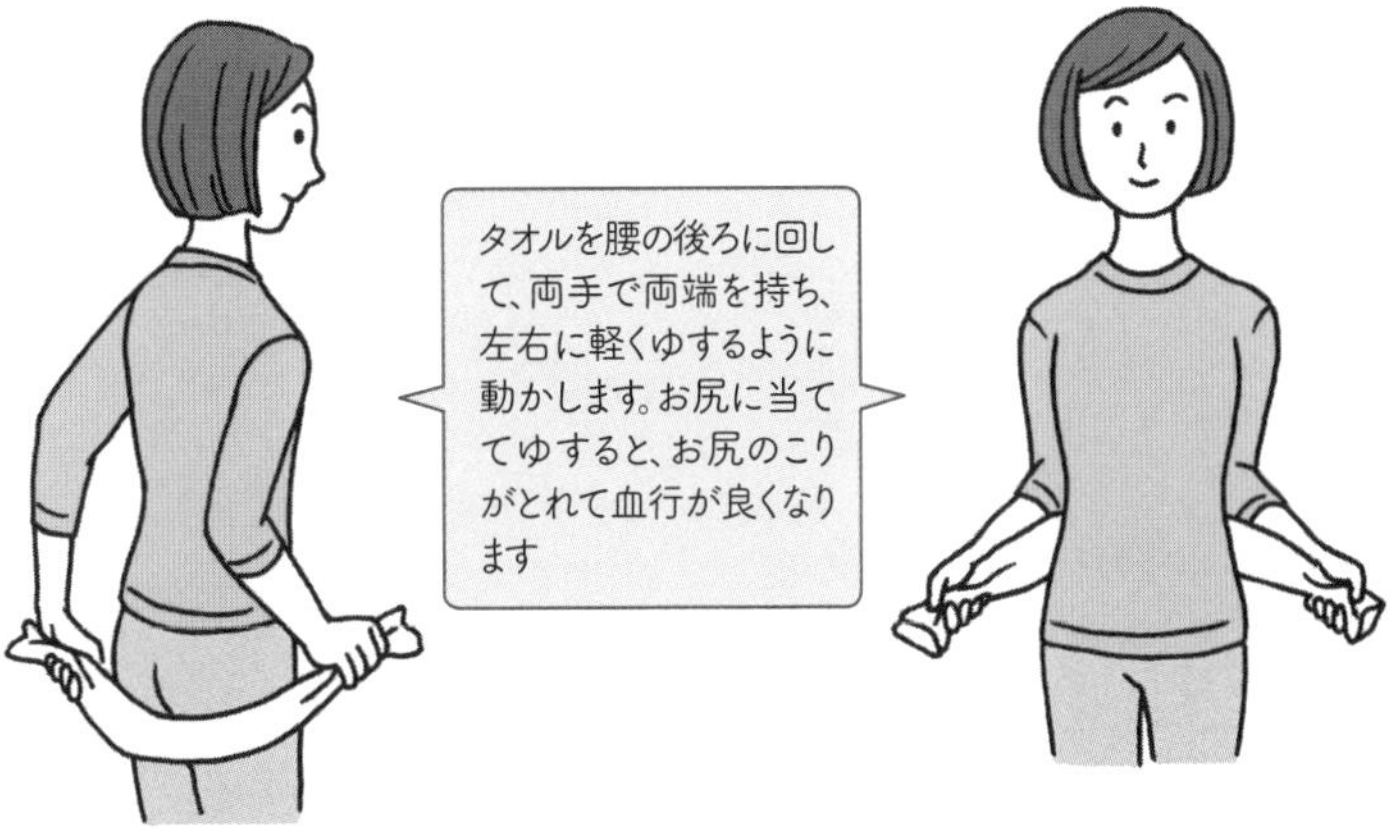
タオルを腰の後ろに回して、両手で両端を持ち、左右に軽くゆするように動かします。お尻に当ててゆすると、お尻のこりがとれて血行が良くなります

ツボの刺激で温める①

手と脚のツボを知ろう

東洋医学では、体の調和を保つために、血液や気・水がエネルギーとなって、全身を循環していると考えられています。気の流れの道筋を「経絡《けいらく》」といい、「血のめぐり」などと表現するときの「めぐり」と近い意味合いのものです。

経絡の流れがスムーズだと、体のバランスが保たれて健康でいられますが、逆にその流れが滞ると何らかの不調が生じることになります。そうしたときに、**特定の「ツボ」を刺激すること**で血のめぐりや気の流れを整え、カラダの不調を改善していくことができるのです。

手や脚(足)、腕にはたくさんのツボがあり、**軽く押すなどの適度な刺激**を加えることで、体の機能を整える手段の一つになります。体のどこにどのようなツボがあるのかを知っておくことは、毎日の健康づくりのためにも有益と言えるでしょう。

手のツボ

手や腕、指にはたくさんのツボがあります。手元ですぐに刺激できる場所ですから、位置をしっかり把握して、もむなどのマッサージをほどこしましょう。

＜手の甲＞

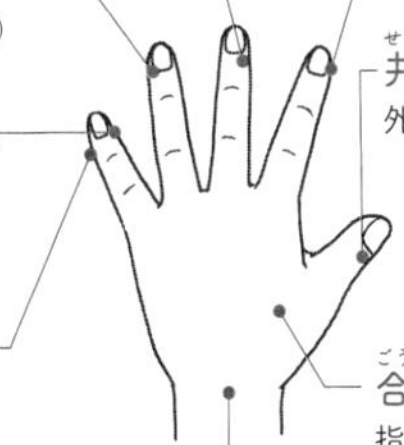
中衝《ちゅうしょう》（中指の爪の、親指側のつけ根）
商陽《しょうよう》（人さし指の爪の、親指側のつけ根）
関衝《かんしょう》（薬指の爪の、小指側のつけ根）
井穴《せいけつ》（親指の爪の、外側のつけ根）
少衝《しょうしょう》（小指の爪の、親指側のつけ根）
少沢《しょうたく》（小指の爪の、外側のつけ根）
合谷《ごうこく》（親指と人さし指のつけ根から少し人さし指のところ）
陽《よう》池《ち》（手の甲側の関節の真ん中）

＜手のひら＞

神門《しんもん》（手のひら側の手首の小指側の端）

腕のツボ

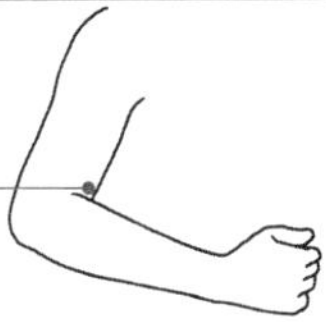
曲《きょく》池《ち》（ひじを曲げたときにできる横じわの親指寄りの端）

脚のツボ

脚には冷えにつながる緊張やストレスに効くツボが多くあります。足湯や足裏マッサージも血流が良くなります。

＜脚の外側＞

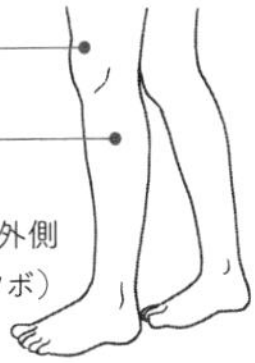
梁丘《りょうきゅう》（太ももの前側にあるツボ）
足《あし》三《さん》里《り》（ひざの外側のやや下にあるツボ）

＜脚の内側＞

復溜《ふくりゅう》（内くるぶしの中心から指2本くらい上）
三陰交《さんいんこう》（内くるぶしの骨から指の幅4本分上）
太谿《たいけい》（内くるぶしのすぐかかと側）
照海《しょうかい》（内くるぶしの下から指1本分ほど下）

＜足の甲＞

中封《ちゅうほう》（内くるぶしからつま先方向に指幅1本半のところ）
太衝《たいしょう》（足の親指と第二指の骨の間を足首方向に向かって合流する場所）

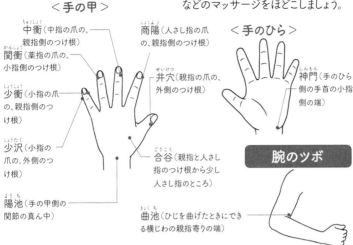

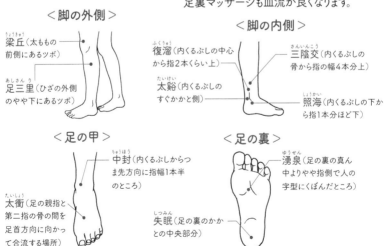

＜足の裏＞

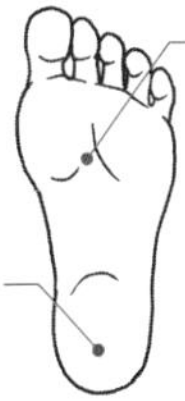
湧泉《ゆうせん》（足の裏の真ん中よりやや指側で人の字型にくぼんだところ）
失眠《しつみん》（足の裏のかかとの中央部分）

ツボの
刺激で温める
②

手足をもんで冷えとり！

冷えが原因で起きる体の不調も、手や足のツボを刺激することで改善できます。つまり**冷えに効くツボ**を、手軽なマッサージなどで上手に刺激して、体を温めていくわけです。

マッサージには、指先にたまった血液を押し戻す**「ほおずきもみ」**や、両手の指を組んで、血液を効果的に心臓に戻す**「指組み」**などの方法があります。また、ふくらはぎや太もものツボを刺激しながらマッサージすれば、大きな筋肉への刺激となって全身の冷えとり効果が期待できます。

手や足のツボを軽く押したり、まわりを含めてやさしくもんであげるなどのマッサージは、気が付いたときにいつでもできる手軽な温活法です。たとえばお風呂で湯船につかってリラックスしながら行うと体の温め効果も抜群ですから、ぜひ今日から試してみることをおすすめします。

冷えに効くツボを刺激するマッサージ方法

手軽にできる！手と足のツボを刺激して血行を良くする方法

指組み

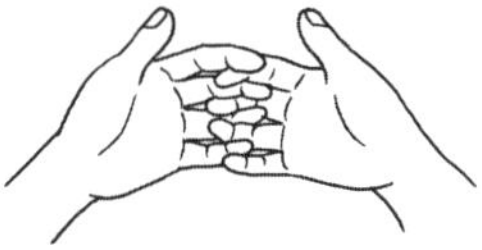

▲第一関節よりも少し浅めに、左右の手の指を交互に組む

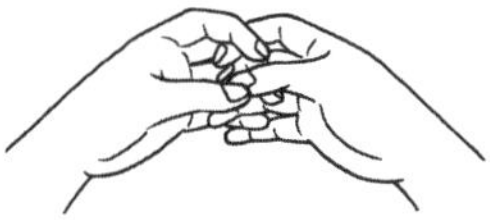

▲親指も組む

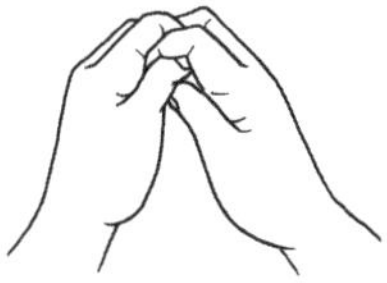

▲手のひらで卵を包み込むようなつもりで閉じ、そのままの形を1分以上キープする

ほおずきもみ

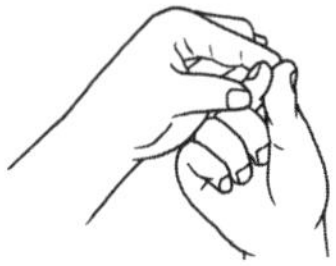

▲親指と人さし指を軽く合わせ、人さし指の爪の両側を、一方の手の親指と人さし指で軽くつまむ

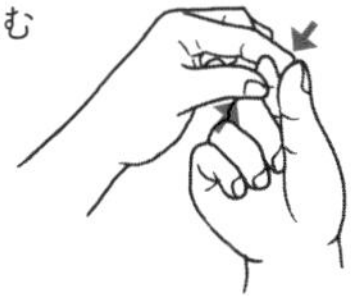

▲そのまま爪の両側に力を加えながら押す

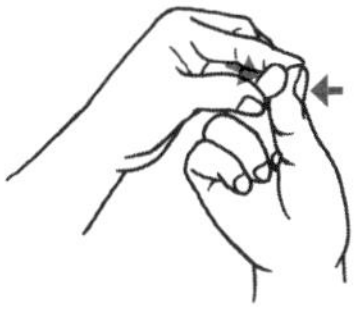

▲押す力を抜き、触れ合わせた指同士を押し合うように力を加える。他の指も同様に、左右の手指 10 本すべて行う

太ももとふくらはぎをもんでマッサージ

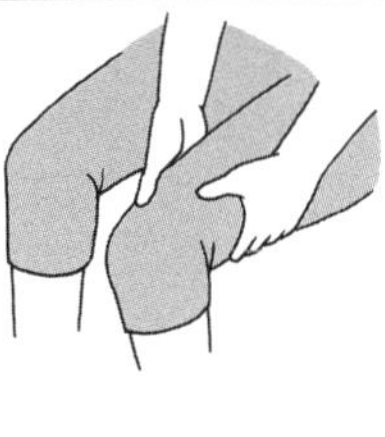

▶両手で太ももをはさみ、ひざの上から足のつけ根に向かってつかんで離すことを繰り返す

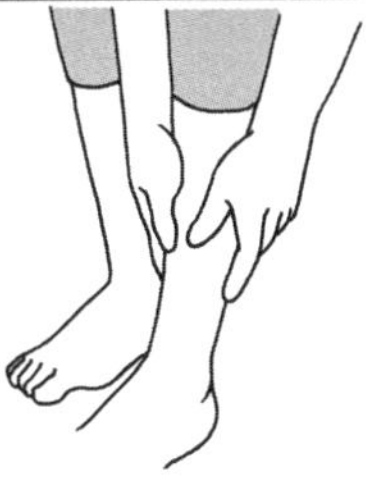

▶ふくらはぎからひざ下あたりまで、下からさすり上げるようにしてもんでいく

「リラックス」で冷えとり

ココロを癒して温まる

自律神経の乱れは体を冷やす大きな原因になりますが、その意味でも大敵なのが、**ストレス**です。過度な心理的緊張や、悩みや心配による心の負荷など…。現代人の冷えは、もはやストレスが最も大きな原因…と言っていいかもしれません。

重いストレスにさいなまれると、様々な表面的な不調となって表れます。左のページに、ストレスを感じているときに生じやすい心身の不調について挙げてみました。

もちろん、ストレス症状といわれるものは他にも多々ありますが、こうした自覚が数多くある人は、言うなれば**「心が冷えている」状態**。それは間違いなく、深刻な体の冷えにつながっていく要注意の状態なのです。

ストレスをなくす、あるいは軽減していく方法は、人によって様々です。あなた自身の「心の冷え」に効く、**自分流のリラックス方法**を見つけることが大事といえます。

自分ならではのリラックス法で温活！

ストレスで自律神経が乱れると、カラダの血流が悪くなって冷えの原因になります。自分なりのリラックス法でストレスを退治！

ストレスチェックリスト

あなたのストレス度は？

- □ 手や足が冷たいことが多い
- □ 肩がこりやすい
- □ 急に息苦しくなることがある
- □ なかなか疲れがとれない
- □ 頭がスッキリしない・頭が重い
- □ 気持ちよく起きられないことが多い
- □ 耳鳴りがすることがある
- □ 夜中に目が覚めたあと、なかなか寝付けない
- □ 口の中が荒れたり、ただれやすい
- □ ささいなことでもイライラしてしまう

▶4つ以上の項目が当てはまる人は、ストレス過多の危険が…

心の冷えに効くリラクゼーション

●自分の好きなことを見つける

自分の好きなことに時間を費やすのは何でも楽しいものです

●香りで癒される

心地良いと感じる「香り」を見つけて楽しむのも大きな癒し効果があります

●癒しタイムをつくる

自由に使える自分だけのリラックスタイムを毎日確保しましょう

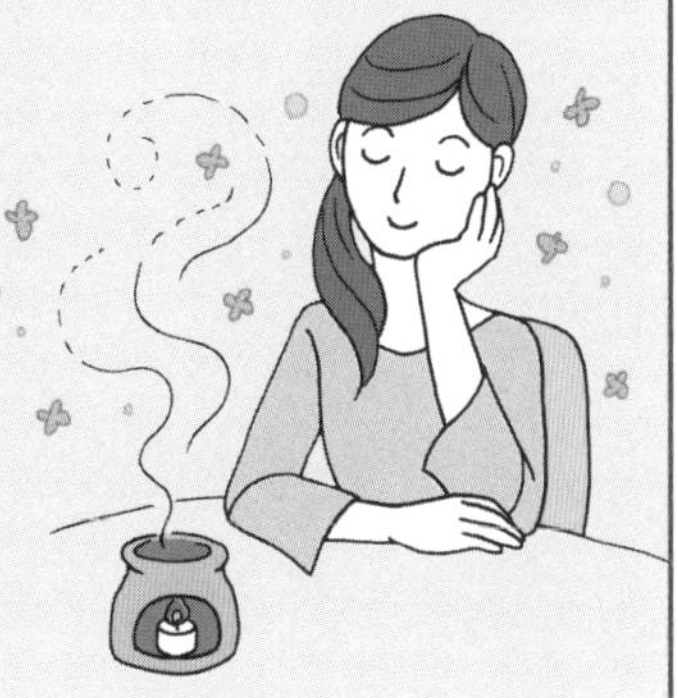

「笑い」で冷えとり

1日1笑でカラダもホンワカ

「笑い」による健康への効果が近年注目を集めるようになってきました。笑うことによって、**「NK（ナチュラルキラー）細胞」**が活性化され、免疫力が高まるという報告もあります。NK細胞というのは白血球の一種で、がん細胞や細菌に感染した細胞を死滅させる力があるとされます。つまり、**笑うと免疫力が高まり**、様々な病気に対して強い体ができるというわけです。

また、楽しいと感じることによって、**セロトニンなどの「幸せホルモン」**と呼ばれる脳内物質の分泌が促されるとも言われています。さらに、笑うと**副交感神経が優位**になって自律神経が安定、ストレスホルモンの分泌が減少し、心も体もリラックスできます。

まさに、笑うことはいいことずくめ。ぜひ1日に一度は思い切り笑って、ココロの温活に努めましょう。

笑いで「冷え」を解消！

笑うことで緊張が解け、免疫力に関わるNK（ナチュラルキラー）細胞が活性化するという報告があるなど、「笑い」の健康効果が認められつつあります。

テレビを見て大笑いするだけでも、心の温活には効果的です。

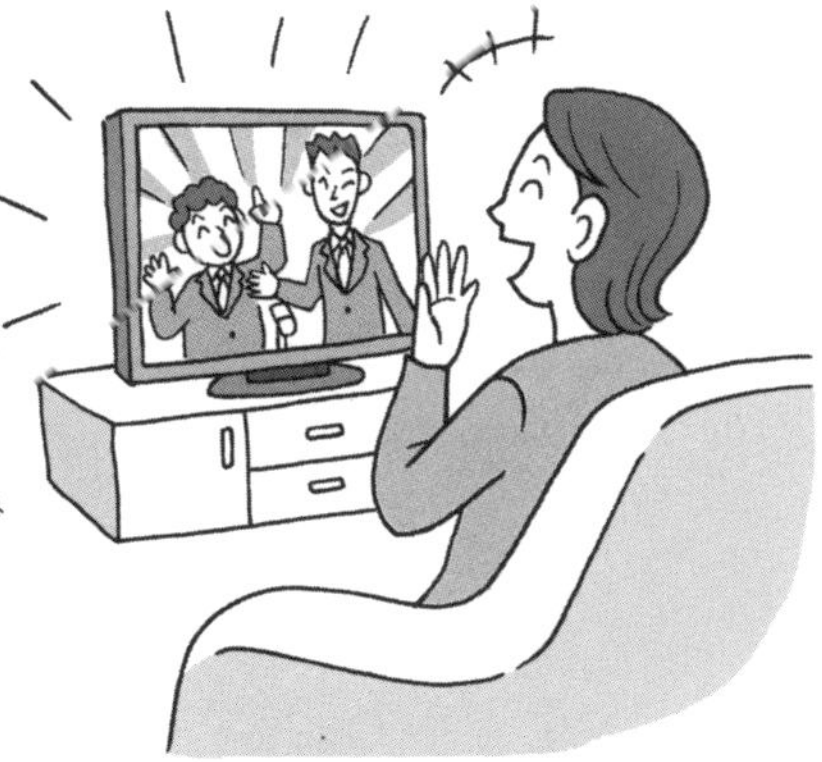

楽しいことや面白いことで思い切り笑う

▼

脳内物質（セロトニン etc.）が活性化

副交感神経が優位になり、自律神経が安定

免疫力に関わるNK（ナチュラルキラー）細胞が活性化

▼

「冷えとり」で免疫力アップ！

呼吸法で冷えとり

温活呼吸でカラダを整える

私たちが日頃、何気なしに行う呼吸も、実は**自律神経と深い関わり**があります。息を吸うのは交感神経に、息を吐くのは副交感神経に関連すると考えられています。

体が冷えるのは、主には交感神経が勝り過ぎているときですから、それを改善するには、**息を吐く「呼気」**のほうをしっかりと意識することが重要になります。つまり、大きく吸った息をゆっくりと時間をかけて吐き出すことで、副交感神経を優位な状態することができるわけです。

それを実際の呼吸法として行うのが、**「腹式呼吸」**です。お腹に手を当て、**鼻呼吸**を基本に、お腹のふくらみを意識しながら、吐くときに吸うときの2倍の時間をかけて呼吸します。これを毎日10回程度行うことを習慣にすると、全身をリラックスさせるとともに、「体の温め」につながります。

深い呼吸を意識しよう

呼吸

＝

自律神経と密接なつながり

交感神経＜吸気＞ ＜ 副交感神経＜呼気＞

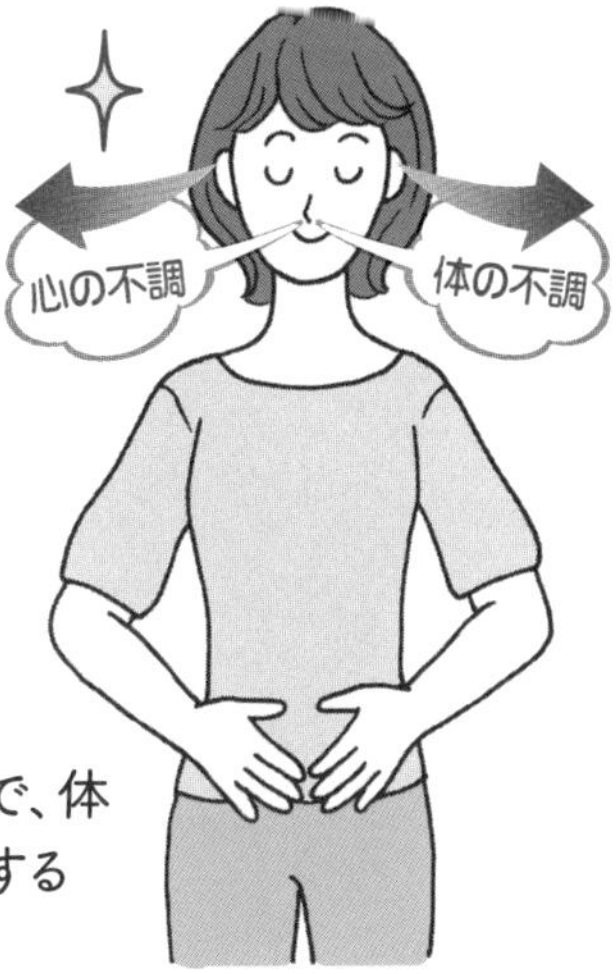

◎副交感神経を優位にする呼吸法で、体をリラックス状態に導き、血流を良くする

心と体を整える呼吸法▶腹式呼吸のススメ

呼吸は自律神経と深い関わりがあります。大きく吸った息を、吸うときの2倍の時間をかけて吐くことで、副交感神経が優位になり、リラックスできます。

毎日10回程度の腹式呼吸を習慣にすると、体が温まります。

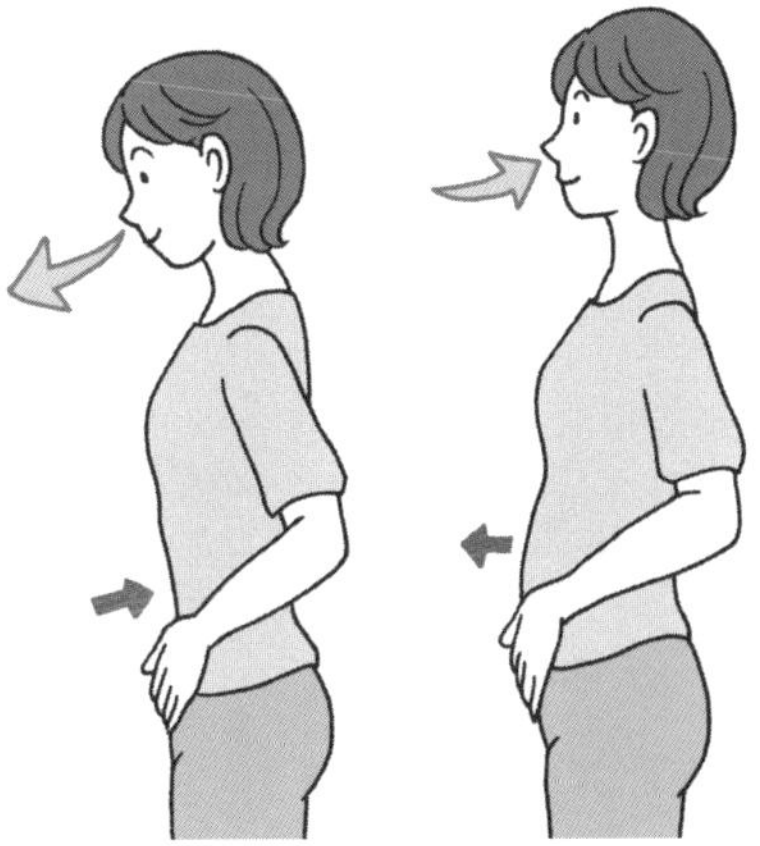

▲吸ったときの2倍の時間をかけて、ゆっくりと鼻から吐きます

▲お腹に手を当てて、鼻から大きく息を吸い込みます

太陽で冷えとり

日光浴でカラダを元気にする

紫外線は美容の敵！　と警戒する女性はきっと少なくないでしょう。でも紫外線、つまり日光はカラダの活性化にはとても重要。日光に当たることで、様々な健康効果が得られます。

紫外線は体内に**活性型ビタミンDを生成**し、カルシウムの欠乏を防いで骨を丈夫にしてくれます。**セロトニンの分泌**を高めてストレスを軽減したり、**リンパの流れを活発**にしてデトックス効果を促すなど、体を元気にする多くの働きが期待できるのです。

温活に大きな効果を発揮する日光浴ですが、最もおすすめなのが、朝起きたあとに**朝日を体いっぱいに浴びる**こと。交感神経がほど良く刺激されて活動意欲が高まり、1日の行動へのモチベーションもきっと上がるはず。早朝は紫外線も少ないので、日光という最高の自然の恵みで健康的な温活を目指しましょう。

朝日を浴びて健康生活！

朝日に当たることで脳と体がしっかりと目覚め、交感神経が刺激されて、昼間の活動モードに入ります。それによって脳内ホルモンであるセロトニンの分泌が促され、全身の血流が良くなっていくのです。

天気の良い日は朝日をいっぱいに浴びたあと、日光浴で温まりましょう。

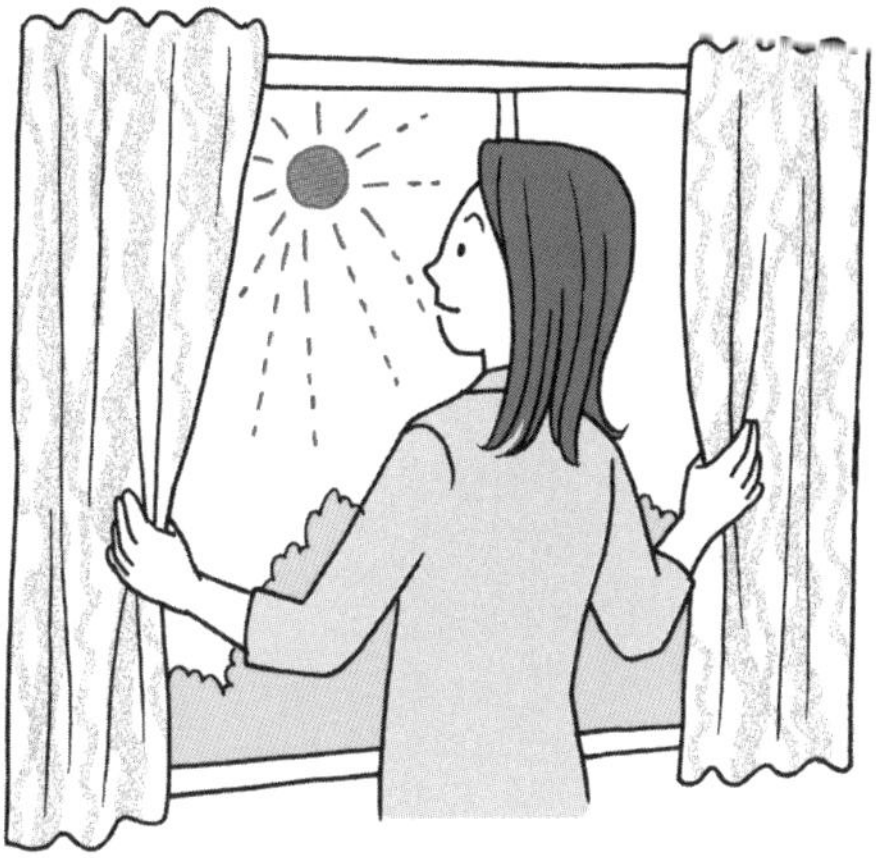

▶日光は温活エネルギーの源！

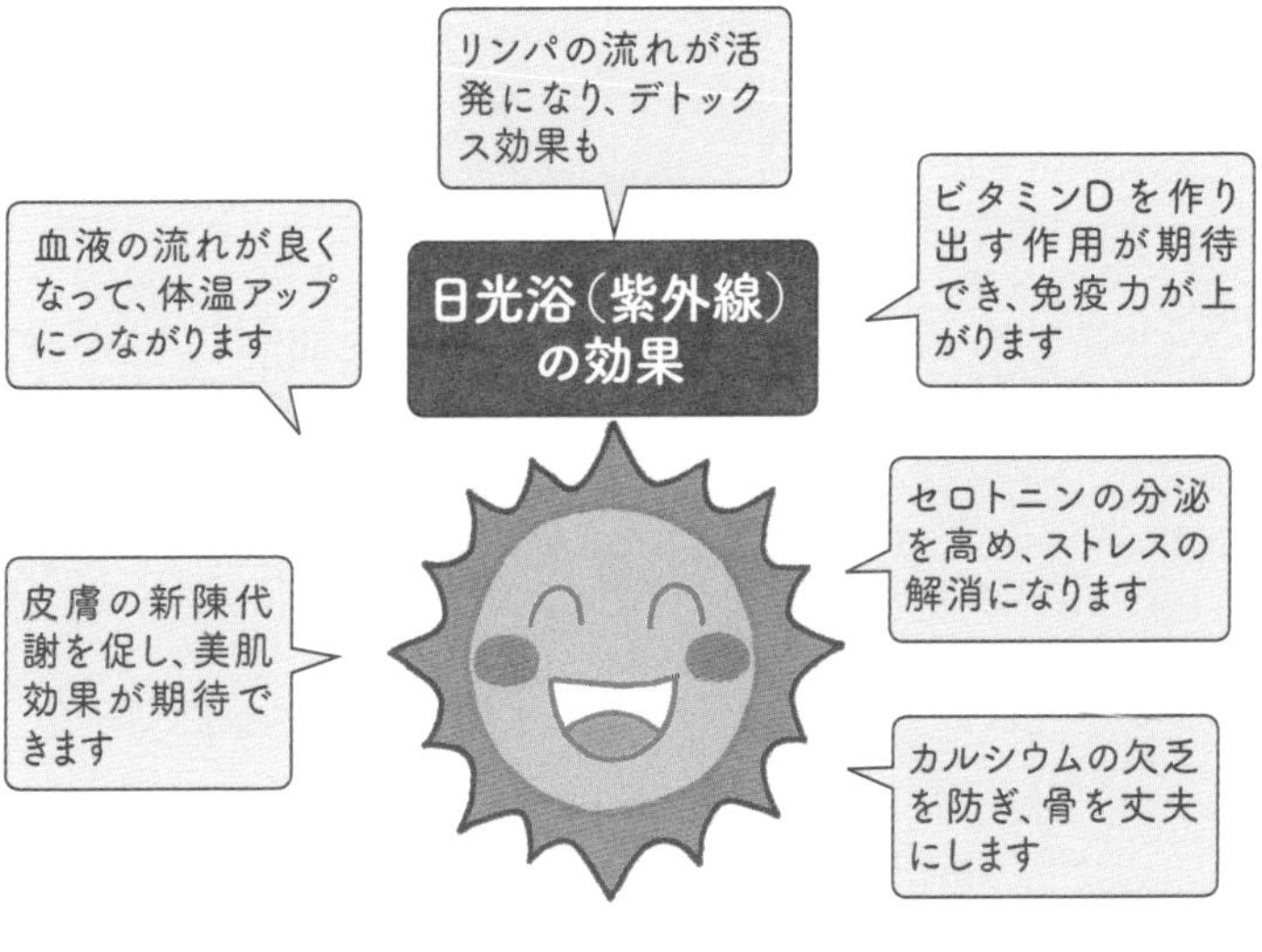
日光浴（紫外線）の効果
リンパの流れが活発になり、デトックス効果も
血液の流れが良くなって、体温アップにつながります
ビタミンDを作り出す作用が期待でき、免疫力が上がります
セロトニンの分泌を高め、ストレスの解消になります
皮膚の新陳代謝を促し、美肌効果が期待できます
カルシウムの欠乏を防ぎ、骨を丈夫にします

COLUMN 5

冷えないヒミツは インナーにあり!?

上手な温活術に、衣服など身につけるものをどう工夫するか？ということがあります。たとえばお腹や腰回りなど、冷えるとカラダの不調につながりやすい場所はしっかりと温めたいもの。そんなときは、ぜひインナー（肌着や下着）を工夫しましょう。冷え対策用のブラをはじめ、薄手の生地でもしっかりと温めてくれるインナーには様々な種類があります。またフィット感のある下着をつけることで、血行を良くして冷え防止につながりますから、ぜひ慎重に選びたいものです。

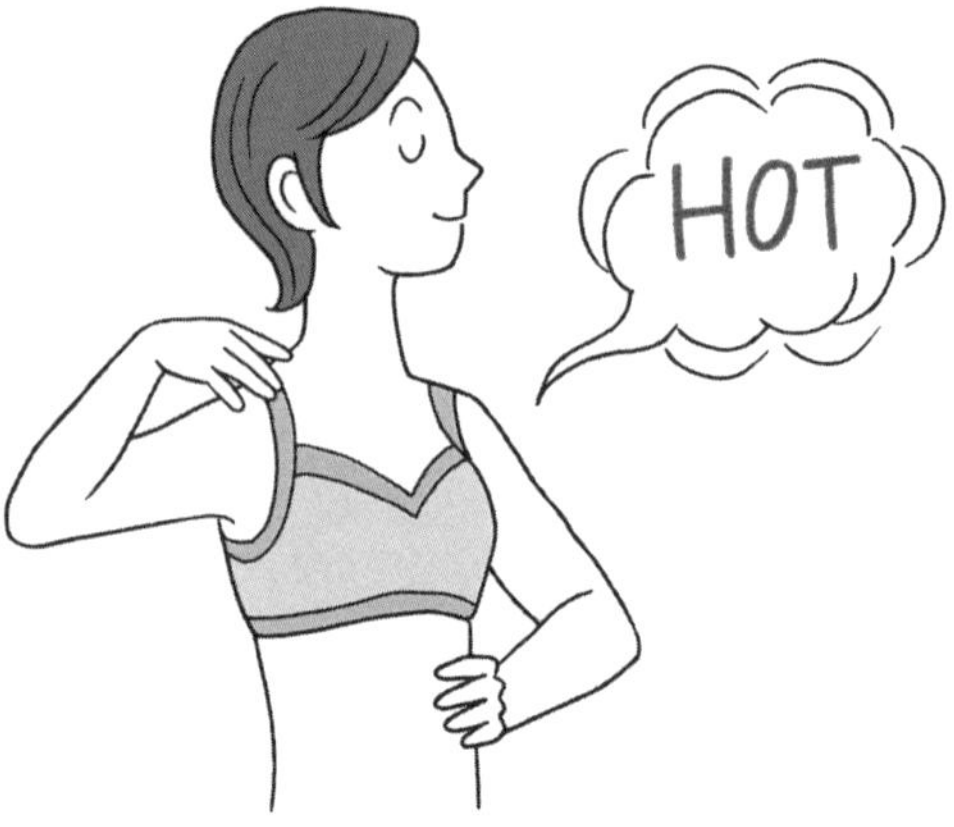

第5章

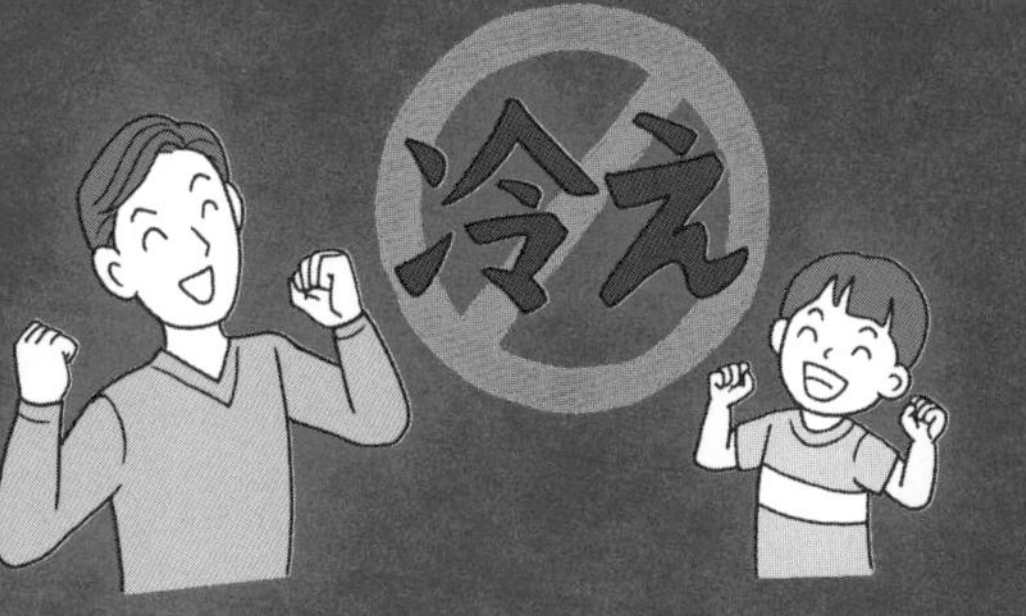

男性と子どもの冷えを退治する

家族で健康になる冷えとり

「冷え」は女性特有の悩み？…そんなふうに思っていた人は、もはや考えを改めるべきでしょう。今や冷えは、男性も子どもも悩まされるカラダの不調。家族全体で、「温める」ことが必要なのです。

オトコの更年期ってあるの？

冷えは女性だけのものだと思っていませんか？ 実は男性にも冷えている人がたくさんいて、**働き盛りの男性の冷えはとても怖い**のです。そして女性だけと思われがちな更年期の冷えも、男性に起こり得ることを知っておきましょう。

男性の更年期は、**男性ホルモンのテストステロン**の分泌が減る40代後半や50代から始まります。症状は疲れやだるさ、性機能の低下（ＥＤ）、排尿トラブル、心の不調など、人によって様々な形で表れます。

なかでも最も顕著に表れるのは、**「冷えのぼせ」**とも言われる**ホットフラッシュ**です。手足は冷たいのに頭だけが熱く感じられ、逆上した状態になって体には異常に汗をかき、かなりつらい症状となります。

男性ホルモンの減少から、このような状態が引き起こされるのですが、同時に物忘れが激しくなる、動脈硬化を起こしやすくなる、などの報告もあります。これは老化現象でもあるのですが、体を温めることで緩和されることもあります。

◉男性の多くは体を冷えたままにしている

更年期の男性の日常には、体の冷えを起こしてしまう要因がたくさんあります。外回りの仕事からオフィスに戻り、「冷えのぼせ」と気づかずに、季節を問わず冷房をきつめにかけ、体を冷やしてしまいます。

また仕事のストレス、運動不足、深夜までの深酒など、生活習慣が冷えを招くものばかりなのに、夏場の冷房や冬場の寒さに対して、女性のように足元を冷やさないように注意をすることもなく、多くの人は体を冷えたままにしてしまいます。

体調不良で医師の診察を受けても、その場では素直に話を聞いているのですが、実際に生活習慣を変えられる人は少ないのです。

冷えから起こる体調不良や病気は、体だけではなく心も冷やして悪循環に入ってしまいがち。**男性にも冷えがあると**理解して、手遅れにならないように対処しましょう。

男性を冷やしてしまう原因は？

男性が冷えにより体の不調を起こす一番大きな原因は、**冷えに対する自覚のなさ**です。冷えは女性だけと決めつけ、体調不良を仕事の忙しさから起こるものだと思い込み、冷えを放置する傾向にあるのです。特に働き盛りの男性には、偏った食事や運動不足、短い睡眠時間などで**筋肉量が減ったり、自律神経が乱れることで冷えを招いてしまう**のです。

体の不調が冷えによるものだと指摘されても、なかなか生活習慣を変えることは難しく、性格も頑固で「栄養ドリンクを飲んでおけば大丈夫」と考える人もいます。ちなみに栄養ドリンクの摂り過ぎは交感神経を刺激し過ぎて、余計に冷えを招いてしまいます。

また**男性はストレスに対して弱く、過剰に反応してしまう**人が多くいます。真面目で几帳面で責任感が強いのは良いのですが、繊細な神経の持ち主はうまくストレスを発散できなくて、冷えを招いてしまうことがあるようです。

ストレスこそ男性を冷やす大敵！

Q　あなたは勤め先でどの程度ストレスを感じていますか？

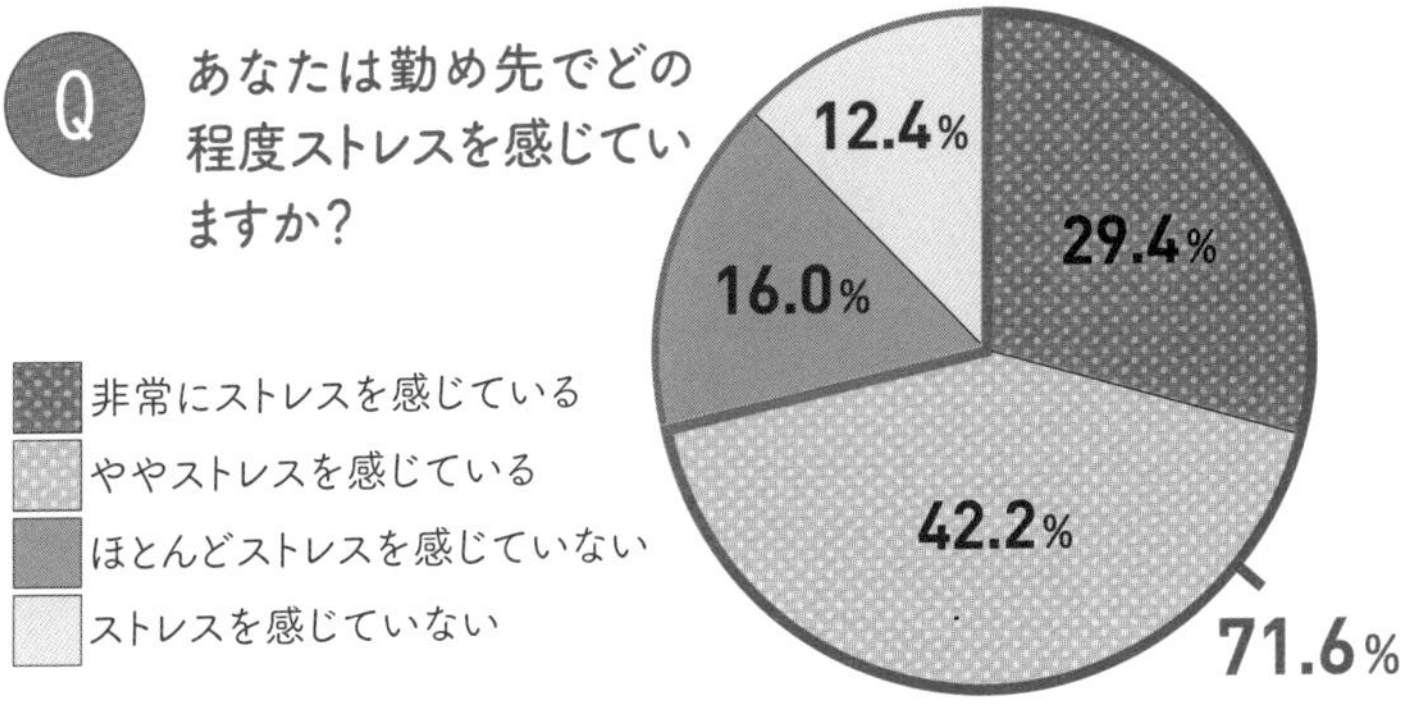
12.4%
29.4%
16.0%
42.2%
71.6%
非常にストレスを感じている
ややストレスを感じている
ほとんどストレスを感じていない
ストレスを感じていない

Q　男性年代別のストレス度は？

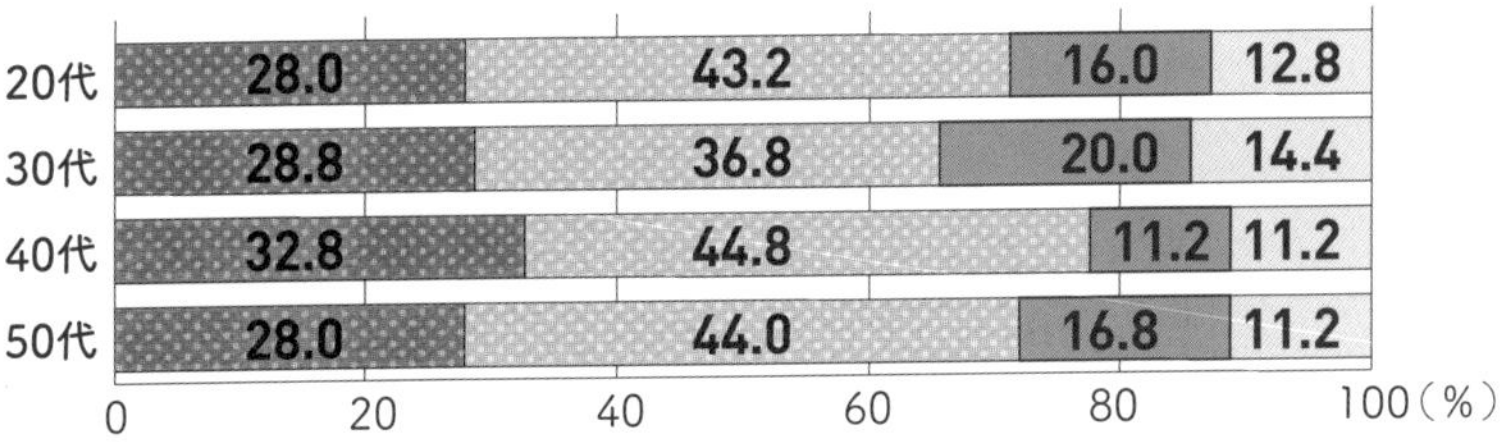
20代
28.0
43.2
16.0
12.8
30代
28.8
36.8
20.0
14.4
40代
32.8
44.8
11.2
11.2
50代
28.0
44.0
16.8
11.2
0
20
40
60
80
100（%）

Q　あなたの独自のストレス発散方法は？

1位	美味しいものを食べる	36.6%
2位	身体を動かす	34.4%
3位	趣味に没頭する	31.4%
4位	睡眠・休息をとる	29.2%
5位	お酒を飲む	23.8%

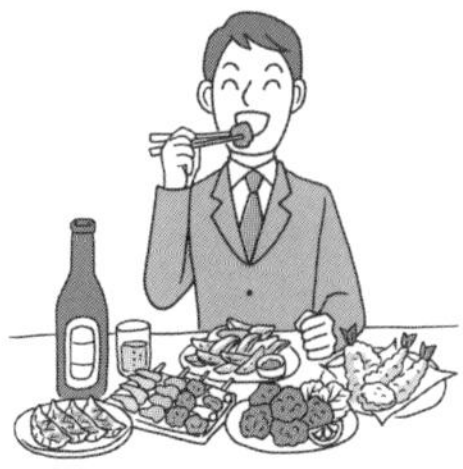

ビジネスパーソンが抱えるストレスに関する調査
チューリッヒ生命（2018年）より

職場でできるカンタン「冷えとり術」

冷えに悩む男性には、生活を見直して規則正しい生活を送ることをおすすめしますが、まずはできることから、無理のない範囲で始めることが大切です。

まずは、「し過ぎ」をやめましょう。**働き過ぎ、頑張り過ぎ、食べ過ぎ、飲み過ぎ**は自律神経の乱れを起こして冷えを招くため、適量適当が大事。炭水化物、タンパク質、野菜をバランスよく摂り、胃腸の負担の軽い温かいものを食べるように意識してください。

夏場には、外回りの間やオフィスに戻って冷たい飲み物を一気に飲むことは避け、なるべく**常温以上で水分補給をする**ように心がけましょう。また職場では保温のための下着を着るべきです。夏でも冷房による冷えを避けるため、**通気性が良くて着心地の良い機能性下着**をおすすめします。職場ではなるべく仕事のストレスをためこまないように、笑顔で挨拶を心がけ、**他人とのコミュニケーションを円滑に進める**ことも大切な要素です。

オフィスで使える便利な温活グッズ

職場のデスクワークで冷えている人は、実はたくさんいます。オフィスの空調は自分好みに調節するわけにもいかず、カラダの不調に悩まされる人は少なくありません。そんなときに役に立つ、自分を守ってくれる温活グッズの数々です。

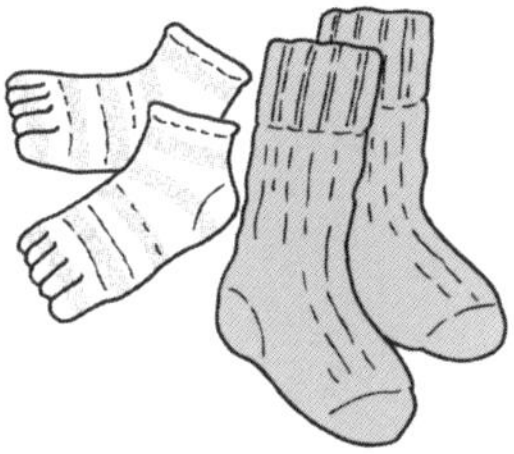

◀冷えとり靴下（厚手＆五本指）

締めつけ感のない厚手の靴下を履いて冷えを防ぎます。また五本指靴下は指の間の刺激が血行を促進してくれる温活靴下です。

▶足首ウォーマー＆アームサポーター

足首や腕を温かく守ってくれるので安心。冷えに関するツボを素早く効果的に温めます。

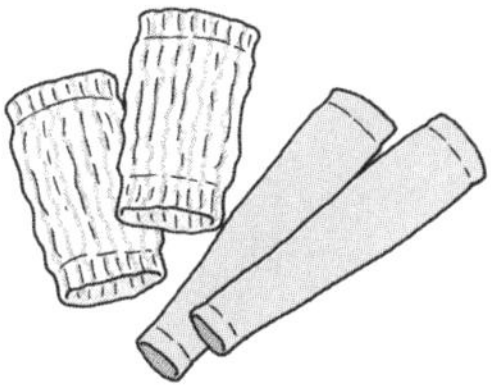

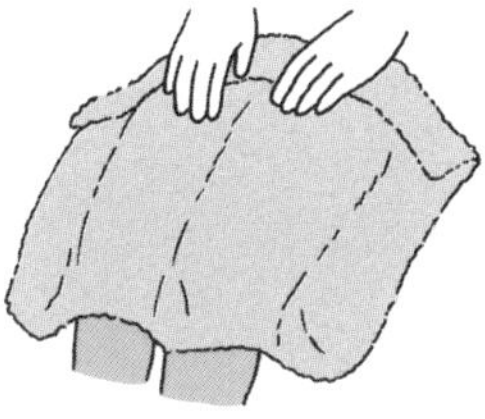

◀フリースひざ掛け

フリースは保温性が高くて軽量という、オフィスで持っていると重宝するアイテム。デスクワークでのひざ掛けにはピッタリです。

▶電子レンジで温める湯たんぽ

オフィスでの冷えとりには、水を湯たんぽに入れてレンジで温める「電子レンジ用湯たんぽ」が便利です。

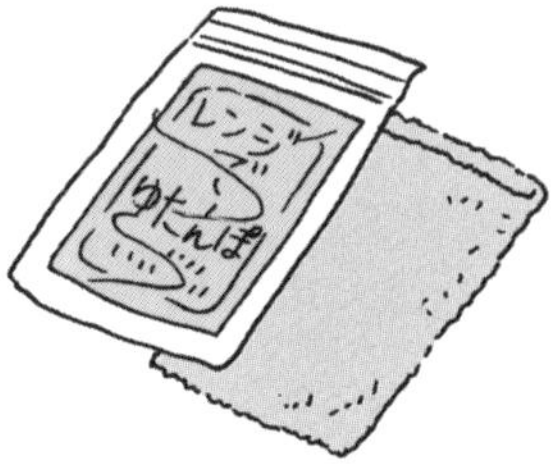

過保護は子どもを冷やす

運動不足や不規則な生活による、**低体温の子どもが増えています。**その一因は、親の過保護ではないでしょうか。

本来、**子どもは熱のかたまりです。**漢方の世界では「陽気のかたまり」といい、熱産生力は高いので、子どもは少々の寒さなら平気なのです。そのため、親の体感を押し付けて無理やり厚着をさせるのは避けたほうが良いでしょう。

子どもが寒さを感じていないのに厚着をさせることは、冷え対策にならないばかりか、子どもをどんどん虚弱体質にしてしまいます。

過保護の状態が続くと、子どもの**熱産生力が弱まってしまいます。**体質的に問題がある方は別ですが、子どもの要求に合わせて服装を決めてください。

熱のかたまりのはずの子どもが冷えているのは異常事態です。**冷えている子どものお腹**

には腹直筋が浮き出ていることが多いのですが、冷えた内臓を守るために、熱を発生させる筋肉を発達させ、内臓を冷えから守っているわけです。

◉子どもは本来、熱のかたまり

子どもの冷え対策は、親がする必要があります。その際に気を付けなければならないのは、けっして**過保護にならず、大人の思い込みだけで判断をしない**ことです。

たとえば、子どもは熱のかたまりですからアイスクリームは大好物です。しかし、お腹を冷やし、アイスクリームの油分が代謝の低い体をつくってしまいます。毎日求められるままに与えてしまっていては、子どもの体温は奪われるばかりなのです。

熱を生み出せない体にしてしまうことによって、**冷えによる免疫機能の低下**が起こり、**アレルギーや虚弱体質を発生**させてしまう恐れもあります。

冷えの怖さやメカニズムを理解し、おやつは油が使われていないもの、かつ温かいものにしたほうが良いでしょう。暑いからといって夏場に冷たいものばかりを与えるのは、間違った愛情の注ぎ方です。

思春期の「心の冷え」を防ぐには

子どもの冷えが増えている理由は、現代の生活習慣の影響もあります。便利な生活は快適なのですが、大人も子どもも同様に体をどんどん冷やしてしまいます。

冷蔵庫にはいつも冷たい食べ物や飲み物があり、冷房の効いた部屋でほとんどの時間を過ごし、移動手段が発達したことで長時間歩く必要もありません。これらの**便利さは体内の血のめぐりを悪くし、体を冷やす要因**になります。

特に思春期に入った子どもたちは、今の大人たちが体験したことのない便利さに、幼少期から囲まれているのです。親世代がなじみのなかったゲームやパソコンなどに、当たり前に接しています。

子どもの冷えを防いで改善することは可能ですし、大人になってからの頑固な冷え症を治療することに比べれば、かなり早く効果が表れるものです。

しかし、受験や就職など子どもが直面する困難に立ち向かう時、「心の冷え」という、体とは別の、治療が難しい問題に突き当たることがあります。

◉心の冷えをなくして健康を取り戻す

体が冷えている子どもの治療は、さほど難しいことではありません。子どもはもともと熱のかたまりですから、冷たい食べ物を制限して、的確に処方された漢方薬を飲み続けることなどで、比較的短期間で効果は出るはずです。

ところがなかなか改善が見られない場合があります。そのほとんどが、子どもが親の言うことを聞かないというケースですが、**親も止めていないのが問題**です。親が冷たい食べ物を止めないかぎり、子どもはやめません。

子どもが大きくなって思春期にさしかかると、コントロールすることが極端に難しくなってきます。ファストフードを食べ続け、冷たい飲み物を飲みます。体を冷やしやすい服装を好むようになり、注意すると反発を招いてしまいます。

これは**体の冷えと同じく、心が冷えていることに原因**があります。心の冷えをなくして健康を取り戻すためには、親子間のコミュニケーションを整える必要があります。きちんと向き合って会話し、**子どもの信頼を得ることが大事**なのです。

◉親の愛情が子どもを温める

親の状態が不安定だと、子どもの健康や精神状態にすぐに影響を与えてしまいます。家族からの愛情が十分ではない子どもには、体や心の変調が表れてしまいやすいのです。最も顕著に影響が出てしまうケースは、**不登校や引きこもり**です。

このような問題を抱える家庭では、多くの場合、親の存在感のなさが感じられます。父親や母親が一生懸命働き、そのお金できちんと家族を養っていたとしても、**子どもとほとんど関わっていなければ、十分とは言えません**。

思春期の子どもに対して正面から向き合うことなく、様々な問題を先送りにしているようにも見えてしまいます。親は、冷えて凍りついてしまった子どもの心を温めて溶かすことができる存在です。思春期の前、子どもが小さい頃から、しっかりと**子どもと向き合っていくこと**が大事だといえます。

子どもの「冷え度」チェック

- □だるそうにしていることが多い
- □顔色が青白い
- □手足をさわると冷たい
- □お腹をさわると冷たい
- □外遊びをせず、部屋でゲームなどをすることが多い
- □平熱が36度未満である
- □何かのアレルギーがある
- □遅くまでテレビやスマホを見るなど生活が夜型
- □寝つきや寝起きが悪いと感じる

▶3つ以上の項目に当てはまるお子さんは、冷えています

子どもの冷え症の原因は？

- 運動不足
- 睡眠不足
- 朝食の欠食
- 過度な冷暖房
- ゲーム・スマホ時間の増加

▼

子どもを「冷え」から守るために！

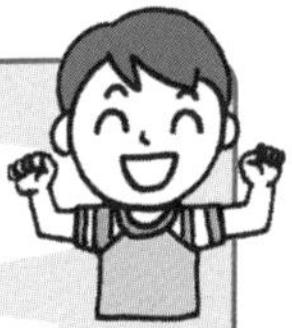

食生活を改善

栄養バランスを考えた食事に変えましょう

下半身を冷やさない

暖かい衣服を身につけるよう心がけましょう

よく遊びよく寝る

筋肉がつき熱を作りやすい体になります

COLUMN 6

冷えている子どもは腹筋が2本に割れている

アトピーや喘息、花粉症などのアレルギー疾患に悩まされるお子さんは今や少なくありません。実はこうした病気を抱えている子どもは、ある共通点が見られる場合があります。お腹に縦に2本、太い棒状の筋肉がくっきりと現れるのです。これは漢方医学で「腹皮拘急《ふくひこうきゅう》」と呼び、内臓の冷えを示すもの。冷えてしまった内臓を守るために、体が防衛本能を働かせて作り出した筋肉なのです。もしも気付いたら、冷えのサインだと捉えて、体をしっかり温めてください。

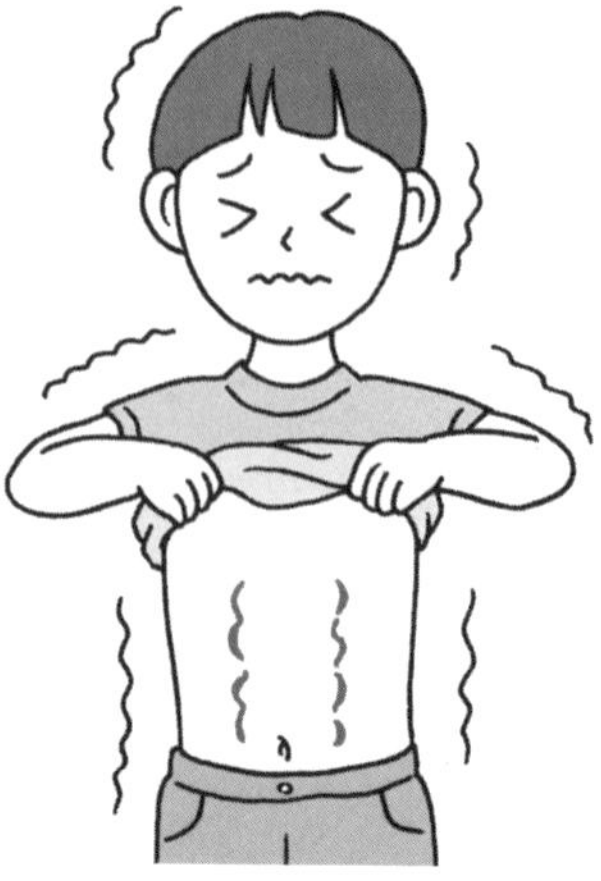

第6章

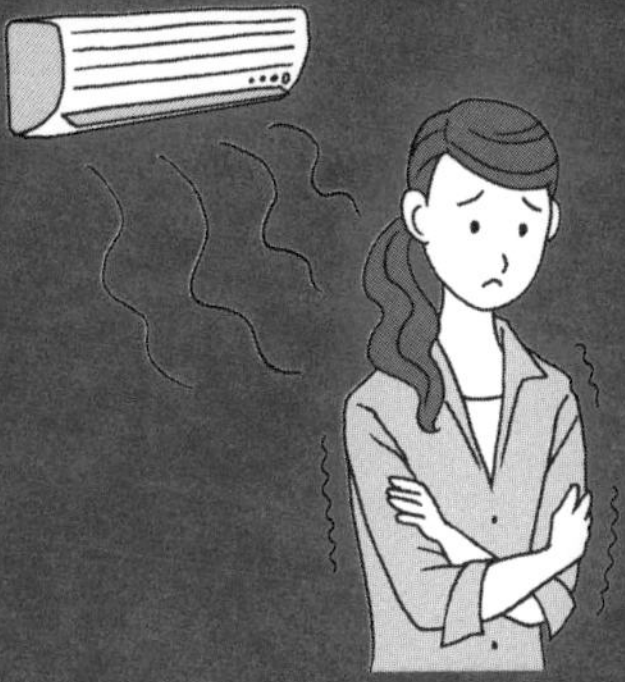

夏と冬の温活健康法

季節に合った冷えとりのススメ

カラダが冷える原因の一つに、ストレスが挙げられます。また夏になると、効き過ぎのクーラーが体を思いきり冷やしてしまいます。今や「冷え」は、けっして冬だけのものではなくなったのです。

春夏秋冬でコントロールしたい冷え

体の冷えは、季節に関係なく体調不調の原因になります。寒い冬に冷えがつらいのは想像しやすいかもしれませんが、**暑い夏にも冷えによる症状を訴える人が多い**のも事実なのです。春や秋にも冷えの要因はあり、一年を通して気を付けたいものです。

一つには、健康維持にも冷え対策にも、**睡眠はとても大切な要素**です。

人の睡眠が促されるのは、体内の代謝により睡眠物質である**メラトニン**が分泌されるからですが、起きている間には分泌は止まり、眠るときには分泌されるものです。そのため、昼寝をすると夜の分泌量が減って眠りづらくなります。昼寝は15分から30分に限定して、**夜に十分なメラトニンが分泌されるように工夫**するのが良いでしょう。

メラトニンの分泌は、明るさでも調節できます。眠る時間が近づいたら、テレビやパソコンを控えて部屋を暗くしてみましょう。季節を問わず心地良い眠りが訪れるはずです。

メラトニンには、体を休ませるために、体の奥の熱を体の末端に移して体内の温度を低下させる働きもあります。

しかし低体温の人は、元々冷えているのでそれ以上体温を下げられません。その場合には、お風呂が有効。ぬるめのお湯にゆっくりつかり、体全体を温めることで眠気を誘うことがおすすめです。お風呂でゆっくり温まると、体内の温度が上がって眠りの準備が整います。ただし冬は、お風呂上がりにのんびりしていると逆に湯冷めし、**交感神経のスイッチが入ってしまって逆効果**ですから、なるべく早く布団に入ってぐっすり眠りましょう。

◉季節を問わず、温活への意識を

季節を問わず、冷え対策の具体的な目的は体温を上げることです。しかし体感に頼っていると、気温によってずれが生じてきます。

自分の体温を知るために、体温を測る習慣を身につけてみましょう。冷える生活習慣を改め、**熱産生力を上げる努力**をしていくと、実際に体温は上がっていき、冷え対策を行う励みにもなります。

夏こそ「冷え」対策が必要①～内外冷え に注意

実は夏のほうが、冬よりも冷えの症状を訴える方が多いのです。その理由の一つに、「内《ない》外《がい》冷え」があります。熱中症対策として水分を補給することは大切ですが、冷たい飲み物や食べ物を摂り続け、ガンガンに冷房が効いている部屋でずっと過ごしていると、体を内側からと外側から冷やし続けてしまうことになります。これが、「内外冷え」です。

この「内外冷え」の状態が長く続くと、夏でも体は冷え、外部環境に応じた体温調整ができにくい体になってしまい、熱中症と冷え症という、一見真逆の症状を起こしやすい体質になってしまいます。

「内外冷え」から体を守るためには、夏に温かい飲み物で胃腸を温めることをおすすめします。そして夜にはお風呂で体を温め、血のめぐりを良くすることによって、疲労回復と快適な睡眠に導いてあげることが大切です。

夏に気をつけたい「内外《ないがい》冷え」

特に夏場、冷たい飲み物や食べ物を摂り過ぎたり、冷房が効いている環境にいつも身を置くことで、内と外からカラダを冷やしてしまう〔内外冷え〕が増えてしまいます。

熱中症を防ぐために ＝ 冷たいものを多く摂る / 薄着になる・冷房を効かせる

↓

「内外冷え」に注意

冷たいものを過剰摂取
内臓冷え
＋
薄着や冷房による
外からの冷え

↓ 自律神経の乱れ　血めぐり不良

熱中症体質 ＝ 冷え症

⋮

体温調整ができにくいカラダになってしまいます

夏こそ「冷え」対策が必要②～冷房病を防ぐ

夏の冷えに関係する言葉で、「冷房病」という言葉を耳にすることがあります。でもこれは正式な病名ではなく、体の冷えから起こる不調で、交感神経と副交感神経のバランスが乱れることによる**自律神経失調症**の一種です。

自分で室内温度を調節できれば良いのですが、職場ではなかなか難しいこと。冷房病を防ぐには、**自分で工夫をしながら自己防衛をはかる**しかありません。

エアコンの冷風が直接当たらないように、ついたてを立てたり、デスクの移動を考えてみるのもひとつでしょう。また肌着を欠かさず、ひざ掛けや羽織るものを1枚持っておいて、体の冷えを防ぐことも大切です。

仕事中の水分補給を、常温もしくは温かいものにすることも大事。**体を温める効果のある紅茶やプーアール茶**がおすすめです。

夏におすすめの「冷え」対策

夏の「冷房病」（自律神経の乱れ）で表れやすい主な症状

体の冷え、頭痛、肩こり、疲労感、食欲不振、下痢、便秘、胃もたれ、腰痛、神経痛、手足のむくみ、頻尿 など

普段から気をつけたい生活習慣は？

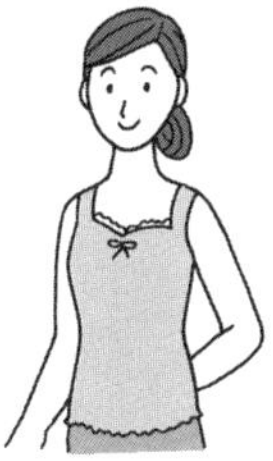

▶肌着を欠かさない

肌と肌着の間に温かい空気の層ができるため、肌着は1枚でも温かさを得られます。夏も肌着は欠かさないようにしたいものです。

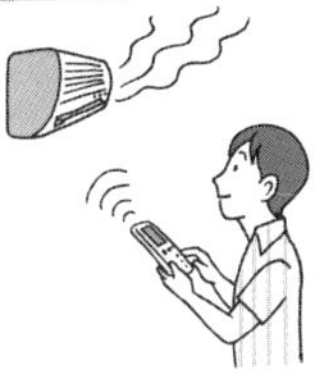

▶冷風が当たるのを避ける

クーラーの冷気を直接体に受けると、冷えの大きな原因になってしまいます。

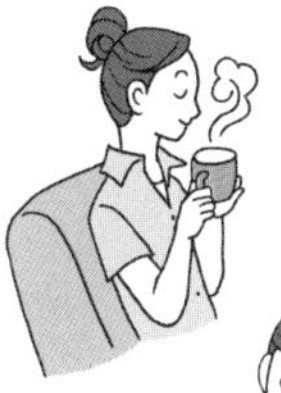

▶水分補給はHOTで

夏場の水分補給は欠かせませんが、冷たいものをいきなり飲むのはNG。できれば体温以上の温かいものを摂るよう心がけましょう。

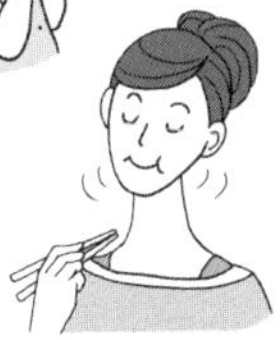

▶食事はよく噛む＆ぬるめのお風呂

いずれも体内の血流を良くする効果があり、夏場の温活に役立ちます。

冬の寒い時期の室内での過ごし方

暖房を使ってもなかなか部屋が暖まらず、どうしても寒く感じたりする時があります。そんな時には、きっと「コールドドラフト現象」が大きく影響しています。これは、暖房で暖まった室内の空気が冷たい窓に触れて冷やされ、下降して床に流れ込むこと。室温は十分高くても、この空気の流れによって、**体感的には部屋が寒く感じられる**のです。

こうした時は、**窓・壁・床の3カ所に適切な対策をほどこす**ことで、「コールドドラフト現象」による室内の冷えをとり除くことができます。ポイントは、**冷気を阻止する、暖気を逃さない**、そして、**室内の空気を動かす**ことです。

窓にかけるカーテンは二重にして床にまでしっかり届く長さにします。ソファやベッドは冷えが伝わる壁から離して設置し、床には厚手のラグを敷いて保温効果を高めるなどの工夫をほどこしましょう。

「冷え」に悩まされないための「お部屋工夫」

冬の寒い時期にカラダを冷やさないためには、普段過ごす部屋の「中身」がどうなっているかがとても大事。冬場の部屋を効率よく温めるためのポイントについて紹介します。

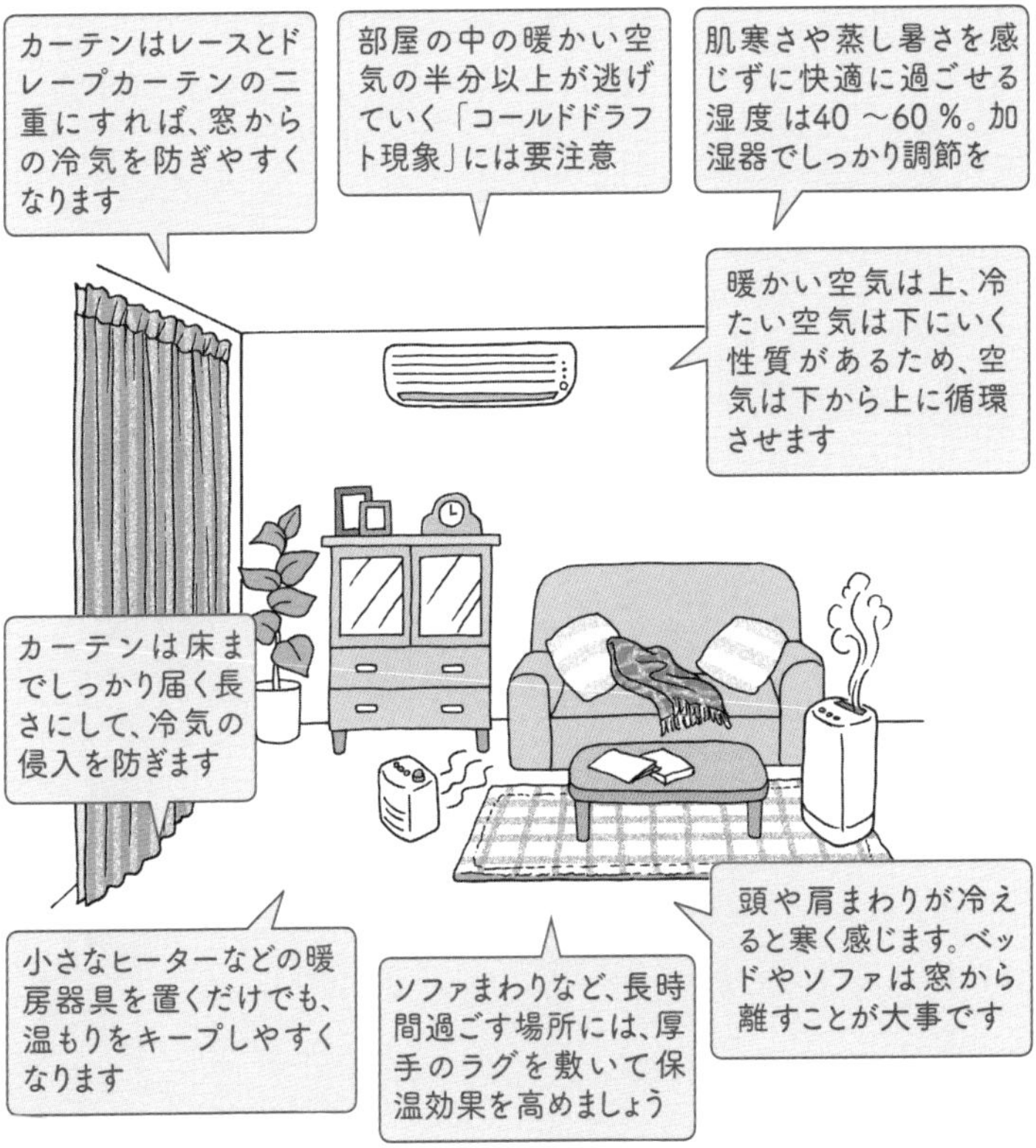
カーテンはレースとドレープカーテンの二重にすれば、窓からの冷気を防ぎやすくなります
部屋の中の暖かい空気の半分以上が逃げていく「コールドドラフト現象」には要注意
肌寒さや蒸し暑さを感じずに快適に過ごせる湿度は40～60％。加湿器でしっかり調節を
暖かい空気は上、冷たい空気は下にいく性質があるため、空気は下から上に循環させます
カーテンは床までしっかり届く長さにして、冷気の侵入を防ぎます
小さなヒーターなどの暖房器具を置くだけでも、温もりをキープしやすくなります
ソファまわりなど、長時間過ごす場所には、厚手のラグを敷いて保温効果を高めましょう
頭や肩まわりが冷えると寒く感じます。ベッドやソファは窓から離すことが大事です

POINT！

カーテンなどの工夫で窓の断熱性を上げ、コールドドラフト現象への対策をしっかりと行って部屋を十分に温めましょう。

付録

「体温チェック表」をつけてみよう！

自分のカラダが冷えているかどうか、体温をチェックしてみることからまずは始めてみましょう。

毎日同じ時間帯に体温を測り、その数値を左の表に記入していきます。下の「体調メモ」の欄には、その日に感じた自分の体調に関する気づきを記入しておきます。体温は折れ線グラフにできるようになっていますから、**毎日の自分の体温と体調の関係が分かりやすい**と思います。

健康な人の体温は36度台で、おおむね36・5度をキープできるようなら「冷えとり」ができているカラダということができます。

体温は一時的に上がってもダメ。**毎日同じ時間帯に測った体温が、常に36度以上で一定**になるようしっかり温活しましょう。

体温チェック表〈1カ月用〉

日付	/	/	/	/	/	/	/	/	/	/	/	/	/	/	/	/
体温	度	度	度	度	度	度	度	度	度	度	度	度	度	度	度	度
36.5度以上	•	•	•	•	•	•	•	•	•	•	•	•	•	•	•	•
36.4度	•	•	•	•	•	•	•	•	•	•	•	•	•	•	•	•
36.3度	•	•	•	•	•	•	•	•	•	•	•	•	•	•	•	•
36.2度	•	•	•	•	•	•	•	•	•	•	•	•	•	•	•	•
36.1度	•	•	•	•	•	•	•	•	•	•	•	•	•	•	•	•
36.0度	•	•	•	•	•	•	•	•	•	•	•	•	•	•	•	•
35.9度	•	•	•	•	•	•	•	•	•	•	•	•	•	•	•	•
35.8度	•	•	•	•	•	•	•	•	•	•	•	•	•	•	•	•
35.7度	•	•	•	•	•	•	•	•	•	•	•	•	•	•	•	•
35.6度	•	•	•	•	•	•	•	•	•	•	•	•	•	•	•	•
35.5度以下	•	•	•	•	•	•	•	•	•	•	•	•	•	•	•	•
体調メモ																

日付	/	/	/	/	/	/	/	/	/	/	/	/	/	/	/	/
体温	度	度	度	度	度	度	度	度	度	度	度	度	度	度	度	度
36.5度以上	•	•	•	•	•	•	•	•	•	•	•	•	•	•	•	•
36.4度	•	•	•	•	•	•	•	•	•	•	•	•	•	•	•	•
36.3度	•	•	•	•	•	•	•	•	•	•	•	•	•	•	•	•
36.2度	•	•	•	•	•	•	•	•	•	•	•	•	•	•	•	•
36.1度	•	•	•	•	•	•	•	•	•	•	•	•	•	•	•	•
36.0度	•	•	•	•	•	•	•	•	•	•	•	•	•	•	•	•
35.9度	•	•	•	•	•	•	•	•	•	•	•	•	•	•	•	•
35.8度	•	•	•	•	•	•	•	•	•	•	•	•	•	•	•	•
35.7度	•	•	•	•	•	•	•	•	•	•	•	•	•	•	•	•
35.6度	•	•	•	•	•	•	•	•	•	•	•	•	•	•	•	•
35.5度以下	•	•	•	•	•	•	•	•	•	•	•	•	•	•	•	•
体調メモ																

COLUMN 7

寒い日はスパッツやレギンスでおしゃれに温活！

下半身は全身の筋肉の大部分が集まり、血液の循環を促すためにも、とても大事な体の一部です。つまり、下半身を冷やしてしまうことは、全身の血のめぐりを滞らせることにつながり、体の不調の原因にもなりやすいといえます。ですから、冬場のミニスカートなどは冷えに直結する意味でも、あまりおすすめできません。それよりも、スパッツやレギンスをスカートに合わせておしゃれに着こなし、温活とファッションを両立させる工夫をするときっと楽しいですよ。

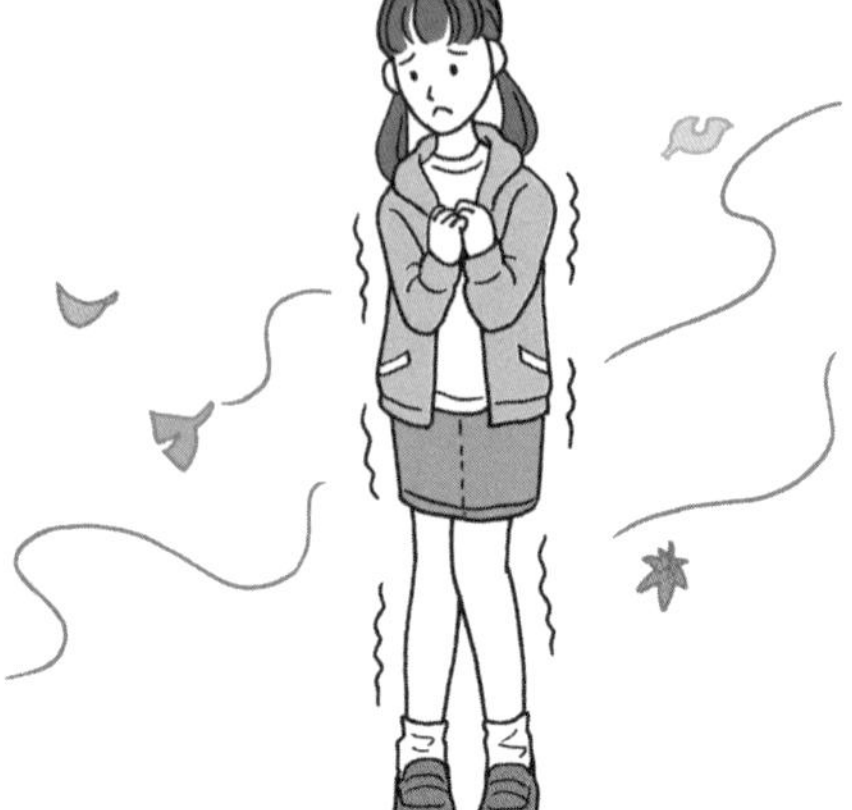

［参考文献］

心もからだも「冷え」が万病のもと（集英社）
体の不調を自分で治す温活のコツ（主婦の友社）
川嶋流「温活」で心とからだの万病を防ぐ（メトロポリタンプレス）
川嶋朗式 すぐ効く ずっと効く 冷え克服法（エクスナレッジ）
川嶋朗式 体を温めて健康になる100の法則（リイド社）
子どもの体温を上げれば、学力が上がる！（阪急コミュニケーションズ）

編集協力／ミナトメイワ印刷（株）、（株）エスクリエート
執筆協力／松澤ゆかり、久保田修司
デザイン／（株）アイエムプランニング
カバー・本文イラスト／高橋なおみ
校閲／大塚直子

●監修者紹介

川嶋 朗（かわしま・あきら）

東京有明医療大学保健医療学部鍼灸学科 教授

●プロフィール

1957年東京生まれ。東京有明医療大学保健医療学部鍼灸学科教授・東洋医学研究所付属クリニック自然医療部門医師。北海道大学医学部卒業後、東京女子医科大学入局。東京女子医科大学大学院、ハーバード大学医学部マサチューセッツ総合病院、東京女子医科大学附属青山自然医療研究所クリニック所長をへて現職に。漢方をはじめとするさまざまな代替・伝統医療を取り入れ、西洋医学と統合した医療を手がけている。西洋医学の専門は腎臓病、膠原病、高血圧など

●著・監修書

医者が教える 人が死ぬときに後悔する34のリスト（アスコム）
心もからだも「冷え」が万病のもと（集英社）
ナースのための補完・代替医療の理解とケア（学研メディカル秀潤社）
病気は心のメッセージ（PHPパブリッシング）
すべての病は「気」から！（大和書房）
クールな男は長生きできない（オレンジページ）
病気にならないカラダ温めごはん（アスペクト）
太らない病気にならない体のつくり方（実業之日本社）
58歳からの人には言えないからだの悩み（講談社）
病気にならない体をつくるドライヤーお灸（青山出版社）
一生毒をためない生活（永岡書店）
「見えない力」で健康になる（サンマーク出版）
川嶋流 がんにならない食べ方 冷えをとり免疫力を高める5つのルール（小学館）
体の不調を自分で治す温活のコツ（主婦の友社）
がんは自然に消える ～医者に頼らず病気を治す30の方法（宝島社）
川嶋流 体を温めて健康になる100の法則（リイド社）
川嶋朗式 すぐ効く ずっと効く 冷え克服法（エクスナレッジ）
こむら返りは自分で治せる！（宝島社）
難病に挑むエネルギー療法（幻冬舎）　ほか多数

冷えとりの専門医が教える
病気を防ぐカラダの温め方

2020年7月15日　初版第1刷発行

監修者　川嶋　朗
発行者　廣瀬和二
発行所　株式会社日東書院本社
〒160-0022　東京都新宿区新宿2丁目15番14号 辰巳ビル
TEL：03-5360-7522（代表）
FAX：03-5360-8951（販売部）
URL：http://www.TG-NET.co.jp
印刷・製本所　図書印刷株式会社

 ISBN 978-4-528-02314-7 C2077